·中医名家经方治验丛书·

泌尿系疾病经方治验

主编　畅洪昇

中国医药科技出版社

内容提要

本书为《中医名家经方治验丛书》之一，系统整理了诸多中医名家应用经方治疗泌尿系疾病的临床验案。全书分为上、中、下三篇。上篇为西医疾病篇，介绍了名家治疗急性肾小球肾炎、慢性肾小球肾炎、肾病综合征等各种泌尿系疾病的验案；中篇为中医病证篇，介绍了名家治疗水肿、淋证、癃闭等病证的验案；下篇为常用经方篇，总结了治疗泌尿系疾病常用且疗效显著的经方。

图书在版编目（CIP）数据

泌尿系疾病经方治验/畅洪昇主编．—北京：中国医药科技出版社，2016.2（2024.12重印）

（中医名家经方治验丛书）

ISBN 978-7-5067-8043-8

Ⅰ.①泌…　Ⅱ.①畅…　Ⅲ.①泌尿系统疾病—经方　②泌尿系统疾病—中医疗法　Ⅳ.①R289.2　②R277.5

中国版本图书馆CIP数据核字（2015）第311458号

美术编辑　陈君杞
版式设计　郭小平

出版　中国医药科技出版社
地址　北京市海淀区文慧园北路甲22号
邮编　100082
电话　发行：010-62227427　邮购：010-62236938
网址　www.cmstp.com
规格　710×1000mm 1/16
印张　12¾
字数　140千字
版次　2016年2月第1版
印次　2024年12月第2次印刷
印刷　河北环京美印刷有限公司
经销　全国各地新华书店
书号　ISBN 978-7-5067-8043-8
定价　41.00元

《中医名家经方治验丛书》

编委会

《泌尿系疾病经方治验》

编委会

主　编　畅洪昇

副主编　段晓华　张　煜　马　越

编　者　（按姓氏笔画排序）

王茂云　王林云　王　森　田　瑶

朱辰辰　刘　珊　李红娟　李佳旭

李海娜　杨晓霞　陈丽伊　赵　妍

姚小芹　韩　芳　熊文媛

出版者的话

本套丛书所言“经方”专指《伤寒论》《金匮要略》中的方剂，即张仲景方。

张仲景所创方剂，首首精当，方方奇妙，被誉为“医方之祖”，一直以来，备受名家推崇。举凡中医大家，无不服膺仲景之学，精研仲景之书，善用仲景之方。

为了更好地总结经方应用成果，探索经方应用规律，我社组织专家教授编写了本套《中医名家经方治验丛书》。丛书共8个分册，分别为：呼吸病经方治验、心血管疾病经方治验、消化病经方治验、泌尿系疾病经方治验、内分泌代谢病经方治验、神经精神疾病经方治验、妇科疾病经方治验、肿瘤经方治验。

本套丛书全面收录了刘渡舟、关幼波、邓铁涛、张琪、何任、祝谌予、颜德馨、李今庸等中医名家临床应用经方的经典案例及治疗心得，最后，对临床各科经常用到的经方予以归纳总结，具有很强的实用性和文献参考价值。

希望本套丛书的出版，能加深读者对经方的理解和认识，提高诊疗水平，更好地服务于临床。

中国医药科技出版社
2016年1月

目录

上篇　西医疾病篇

中篇　中医病证篇

下篇　常用经方篇

上篇

西医疾病篇

第一章 急性肾小球肾炎

急性肾小球肾炎，又称急性肾炎，多为急性感染链球菌后起病，发病前往往有感冒、扁桃体炎、皮肤化脓感染等前驱疾病。临床上以水肿、少尿及血尿、高血压等为主要表现。尿检常见蛋白、红细胞及管型等。

本病属于中医"水肿"范畴，古人名为"风水""阳水"。多与感受风寒、风热以及湿热内侵有关，病变主要涉及肺，与脾、肾二脏关系密切，其病机为肺气不宣，或脾失健运，或肾与膀胱气化不利，造成水液运行障碍，留滞而形成水肿。

急性肾小球肾炎西医主要采用对症治疗，中医通过辨证论治，一般分为风寒、风热、湿热、阳虚、阴虚五型。

案 1 董廷瑶麻黄桂枝各半汤合五苓散案

张某，女，5 岁。

1963 年 10 月 20 日一诊：感冒风寒，发热咳嗽，身浮溲短，舌苔薄白，脉象紧数。尿检：蛋白（++），红细胞（+）。西医诊断：急性肾小球肾炎。以风水表寒，拟辛温疏表。处方：桂枝 2.4g，麻黄 2.4g，白芍 6g，杏仁 6g，清甘草 2.4g，桔梗 3g，防风 4.5g，生姜 2 片，红枣 3 枚。2 剂。

10 月 22 日二诊：身热已退，小溲稍长，面部略浮，咳嗽已平，舌淡苔腻，脉濡滑。外邪已化，里湿未清，治以温阳利水。处方：桂枝 2.4g，带皮茯苓 9g，猪苓 9g，泽泻 9g，陈皮 3g，川朴 3g，制茅术 6g，通草 3g，桔梗 3g。3 剂。服后肿退，溲长，胃纳亦和，尿检尚未完全正常。出院后再以调理而愈。

【原按】

本例为风寒袭肺引起的风水证。初诊时投以麻黄桂枝各半汤辛温疏散，药后外邪即解，但水湿滞结，故以五苓散合平胃散加减治之。

摘自：董廷瑶，王霞芳，邓嘉成．中国百年百名中医临床家丛书—董廷瑶．北京：中国中医药出版社，2001：213.

案 2　门纯德越婢加术汤案

朱某某，男，14 岁，农民。

一诊：3 日前恶寒发热，继则头面四肢皆肿、腹胀、食差、口渴、心烦。医院尿检：蛋白（+++），颗粒管型，红细胞 3~4 个/HP。诊断为急性肾小球肾炎。因其家贫而不力，住院找余治疗。见身面俱肿，舌淡胖，脉稍沉稍数。此乃风水郁热相搏，予以"越婢加术汤"。处方：麻黄 6g，生石膏 15g，白术 10g，炙甘草 5g，生姜 6g，红枣 4 枚。水煎服，3 剂。

二诊：寒热去，浮肿消，尿蛋白仅有（+），家人甚喜。余察其仍有食差、腹胀、微肿之症，嘱其继用前方与"胃苓汤"两方交替服用。6 剂后，余症皆消，查尿常规正常。先后服药 9 剂，则安然无恙。

摘自：门纯德．名方广用．重庆：科学技术文献出版社重庆分社，1990：209.

案 3　米伯让越婢加术汤案

王某，男，42 岁。

因全身浮肿 20 天，于 1957 年 10 月 22 日收住院。入院后检查：血压 21/8kPa（160/96mmHg），尿蛋白（++++），红细胞（+），白细胞

0～5 个/HP，颗粒管型（+），透明管型 0～1 个/LP。X 线检查：心脏向两侧扩大。眼底检查：肾型视网膜炎。腹水征阳性。西医诊断：①急性肾小球肾炎；②肾炎性心脏病。请米老治疗，症见全身浮肿，以面部为甚，恶风发热，心慌气短，胸闷咳嗽，腹胀恶心，腰痛尿少，舌淡白腻，脉浮滑。诊为水肿病，属阳水证。治宜宣肺清热，健脾除湿，消肿利水。方选越婢加术汤。处方：麻黄 24g，石膏 48g，生姜、白术各 17.5g，炙甘草 10.5g，大枣 5 枚。每日 1 剂。

服药 3 剂，症状大减，尿量剧增，日排量 4500ml，舌淡，苔白腻，脉沉滑，继服原方 3 剂，体重减少 1.5kg，诸症消失，时有纳差，舌淡苔薄白，脉细。证属脾胃虚弱，治宜健脾益胃，方选六君子汤。每日 1 剂，连服 6 剂，血压、尿检一切正常，临床痊愈而出院。

摘自：米烈汉，哀瑞华．米伯让治疗肾病经验简介．陕西中医，1990，(12)：530.

案 4　邹云翔麻黄连翘赤小豆汤案

徐某某，女，5 岁半。

1965 年 12 月 25 日初诊：3 个月前腹部生疮疖，继则面目轻度浮肿，低热逗留。尿检：有蛋白、红细胞，住某医院诊断为急性肾小球肾炎，治疗好转出院。不久，症状复又出现，于 12 月 25 日来邹老处治疗。当时食欲不振，小溲黄赤，脉细，苔淡黄，舌质偏绛。尿检：红细胞（++），白细胞（++）。疮毒内攻，湿热蕴于肾经而发，疏达清里佐以渗利湿热之品，麻黄连翘赤小豆汤加减治之。处方：净麻黄 0.9g，连翘 3g，饭赤豆 12g（杵），炒青蒿 9g，炒生地 4.5g，云茯苓 9g，鲜芦根 90g，玉米须 15g，生草梢 1.5g，血余炭 4.5g（包）。

1965 年 12 月 30 日二诊：症状减轻，纳谷得增。守原意，原方生地改 12g。

1966 年 1 月 8 日三诊：精神好转，胃纳较香，小溲转清，惟左侧乳蛾肿痛。尿检：红细胞少许，白细胞 0~2 个/μL。风热为患，治以清咽解毒，渗利湿热为法。处方：黑玄参 4.5g，麦冬 9g，桔梗 2.4g，炒牛蒡 9g，金银花 4.5g，生薏苡仁 4.5g，南沙参 9g，鲜芦根 60g，干荷叶 4.5g，玉米须 15g，血余炭 4.5g（包）。上方调治半月，症状消失，尿检正常。

摘自：黄新吾，邹燕勤，苏明哲．邹云翔医案选．南京：江苏科学技术出版社，1981，10.

案 5 廖浚泉麻杏石甘汤合白虎汤案

郭某，男，14 岁。

主诉及病史：因发热伴尿少、腰痛、颜面四肢水肿，于 1964 年 8 月 13 日住院。经检查：诊断为急性肾小球肾炎合并尿毒症。入院后用抗感染、利尿、降压等方法治疗 18 天，病情无改善，故请中医诊治。诊查：壮热 20 余日，体温持续在 38.5~39℃之间；颜面四肢俱肿，皮色光亮；腰痛；小便短少不畅，色如酱汁；喘息鼻衄，泛恶呕吐，不思饮食；全身皮肤现红色疹点，瘙痒不休；大便秘结已数日；舌苔白腻微黄，脉浮数有力近弦。辨证系风水夹热，三焦气道闭塞，决渎无权，湿浊阻滞，蕴于膀胱，郁久化热，病势危笃。治宜通调水道，清宣肺气，宽中化湿，利尿解毒，先拟麻杏石甘汤加味。处方：麻黄 3g，生石膏 12g，法半夏 10g，厚朴 6g，甜葶苈 6g，连翘 10g，薏苡仁 24g，小红饭豆 12g，甘草 1.5g，生姜 3 片，大枣 3 枚。

二诊：服上方约 2 剂后，发热略减，微出汗，鼻衄，皮肤现红色疹点。此乃湿热郁火，木火上炎，邪气外达，阳络受伤。仍宗前法酌加平肝降火之品。

三诊：服上方药2剂后，鼻衄止，皮肤疹点消退，余症依旧。舌淡红苔黄腻，脉滑数。拟疏凿饮子加减。处方：羌活6g，秦艽6g，大腹皮6g，槟榔6g，茯苓皮12g，川椒目3g，木通10g，泽泻10g，商陆10g，小红饭豆10g。

四诊：服上方约2剂后，精神转佳，饭食渐进，小便1日达1250ml，浮肿稍减。再以清热利湿，疏通水道之剂。处方：生石膏15g，知母10g，薏苡仁25g，益元散10g，黄芩6g，茵陈6g，地骨皮12g，桑皮10g，大腹皮10g，侧柏叶10g，连翘10g，厚朴6g，藕节4个，竹茹10g。

五诊：随症加减续服药5剂，下肢浮肿减轻，小便增多，尿色转红褐，尚潮热头痛，烦躁神疲，口干鼻衄，食少便秘，腹胀腰痛。舌苔薄白腻，脉弦数，用育阴清热法。处方：青蒿10g，鳖甲15g，白薇5g，丹皮6g，生地15g，白茅根15g，薏苡仁24g，知母10g，秦艽10g，桑皮10g，大腹皮10g，竹茹1团。

六诊：经用清宣利湿、育阴解毒诸法，水肿消去大半，小便通畅，呕吐、腹胀、腰痛均止，饮食增加。惟体温波动，头目眩晕，左耳痛，烦躁不安，口干唇赤，咳嗽无痰，血压150/100mmHg，舌质红，脉弦细而数。此余热不尽，营阴耗伤，虚阳上越，相火灼金，拟育阴潜阳，滋水降火佐渗利之剂，以黄连阿胶汤加味。

七诊：服上方药2剂后，继以益气养阴，清热利湿之品化裁，连进10余剂，诸恙大有好转，水肿十去八九，尚心慌气短，神倦消瘦，颜面潮红，肌肤不荣，大便秘，舌淡红，脉细数无力。久热不退，正气受伤，营血亏耗，阴不敛阳，治以滋阴养血，益气和营为治。方以炙甘草汤化裁。

八诊：上方药服2剂后发热即平。再进药2剂，心慌烦躁诸症若失，神气好转，水肿全消，惟手足颤抖不能自控，头晕昏眩，口干唇红，舌淡红，脉细弦。继以滋肾养肝、益气健脾兼除湿之剂作善后调治，方用杞菊地黄汤、异功散加减，常用药物如女贞子、夏枯草、钩藤、黑芝麻、阿胶、龟甲、麦冬、莲子等。

九诊：调理20余日，诸症均愈，小便清长，肉眼未见血尿，尿检：红细胞极少，白细胞（+），管型（-），蛋白（+），血压正常，未见浮肿复发，于10月17日出院。后门诊追踪观察8个月余，一切良好。

【原按】

此例病情复杂，病势较急，其辨证施治可分三个阶段。初期：表邪未解，水湿内蕴化热，水肿壅盛，以祛邪治标为主，采用开鬼门、洁净府兼清里热等法。方中麻黄、杏仁、苏叶等品，除能解表散邪外，且有疏宣开肺之效，此即属癃闭治法，取上窍得通、下窍始能开泄之意，故尿闭得以解除。中期：肿势减退，但正气耗伤，出现阴虚阳亢、水不制火诸症，经施用育阴潜阳、滋阴降火佐以渗利等标本兼顾之剂，取效甚捷。末期：水肿全部消除，而正气尚未恢复，临床表现为气阴两虚、肝木失调征象，以扶正治本为主，而用益气养阴、培补肝肾之剂调治而愈。由此可见，中医中药对本病的治疗确有效果。关于商陆的运用，在水肿初期，正实邪实，胃气不衰的情况下可用，若邪实正虚用商陆，必须配用扶正健脾和胃之品。

摘自：董建华．中国现代名中医医案精粹（2）．北京：人民卫生出版社，2010，580.

案6　聂惠民五苓散案

王某，女，11岁，学生。

病3周，浮肿尿少，腰痛乏力，面色苍白，脉沉细，苔薄白。尿常规：蛋白（+++），白细胞8~10个/HP，红细胞10~15个/HP；血常规：白细胞10.9×10^9/L。某医院诊断为急性肾小球肾炎。中医辨证为膀胱气化不利，水湿内停，宗五苓散化裁。处方：茯苓 12g，猪苓 12g，泽泻 12g，桂枝 4g，炒白术 10g，金银花 15g，生黄芪 12g，山药 10g，车前子 10g。水煎温服。进药 6 剂，诸症大减，守方调治月余而愈，追访 3 年，病未复发。

【原按】

癃闭的治疗据“腑以通为用”的原则，重在于通，当以化气宣通，恢复排尿正常的功能。临证多以五苓散为主方，据病情寒热虚实化裁，治在化气利水，调整膀胱水腑、三焦水道、肾之水脏的水液代谢功能，而促使小便通畅，达到疗效。

摘自：聂惠民．聂氏伤寒学．北京：学苑出版社，2005，118.

案 7　贲子明猪苓汤案

刘某，男，21 岁。

初诊：1980 年 12 月 25 日。主诉：尿血、尿痛、水肿 3 天。入院检查尿常规：蛋白（++），红细胞（10～15）$\times 10^{12}/L$。诊为急性肾小球肾炎。对症抗炎脱敏治疗 1 个月无效，请贲老会诊。诊查：面色潮红，眼睑微肿，舌红绛，苔薄黄，脉细数。辨证：水热互结，内热伤阴。治宜：养阴清热，化瘀利水。处方：猪苓 7.5g，茯苓 15g，泽泻 7.5g，阿胶 10g（冲），白茅根 25g，赤小豆 15g，滑石 15g，冬葵子 15g，甘草 10g。3 剂，水煎服。

二诊：药后尿痛已止，口渴减轻，但水肿未减。病情虽有好转，惟火热尚炽，阴虚未复，故加重养阴清热之品，白茅根加至 30g，冬葵子加至 20g，赤小豆加至 35g，再加益母草 30g。3 剂，水煎服。

三诊：药后尿量大增，水肿消退，尿常规：蛋白（－），红细胞（－）。为巩固疗效，守方再进药 3 剂，后病愈出院。

摘自：董建华，王永炎．中国现代名中医医案精华（六）·贲子明．北京：北京出版社，1990，691.

案8　米伯让麻黄附子细辛汤合五苓散案

史某，男，39岁。

以全身浮肿，伴胸闷气短12天，于1957年11月4日入院。入院后检查：血压20/16KPa（150/120mmHg），尿蛋白（++++），红细胞（+），白细胞（++），颗粒管型（+），透明管型（+），尿比重1.030，X线检查：胸腔积液。西医诊断：①急性肾小球肾炎；②胸腔积液。请米老诊治。症见全身高度水肿，以颈部尤甚，胸闷气短，头晕耳鸣，腰酸尿少，肢体困重，活动不灵，胸及下肢皮肤可见裂纹数处，并有渗出液，舌淡苔略黄，脉浮滑。中医诊断：水肿并发支饮，证属水湿浸渍，饮停胸胁。治宜宣肺利气，通阳逐水，方用麻黄附子甘草汤、五苓散合剂加味。处方：麻黄17.5g，附子35g，茯苓、白术、泽泻、桂枝各17.5g，猪苓、桔梗、杏仁、紫苏子、甘草、葶苈子各10.5g。每日1剂，连服6剂。

二诊：服药1剂，胸闷气短明显减轻，继服5剂，尿量增多，水肿减退，舌脉同前，守方继服6剂，诸症消失。但时有腹胀，畏寒肢冷，舌淡苔白略腻，脉沉细。证为脾肾阳虚，治宜温肾健脾，方用济生肾气汤。处方：熟地28g，山药、山茱萸各14g，牛膝、丹皮、茯苓、泽泻各10.5g，肉桂3.5g，附子、车前子各35g（另包），每日1剂。

三诊：服药6剂后，上述症状消失，舌淡、苔薄白，脉缓。血压、尿检、X线检查一切正常，临床痊愈出院。带药六君子汤6剂以善后。

【原按】

米老在治疗肾病时，重视麻黄与附子的灵活运用，在治疗急性肾小球肾炎中，均以麻黄为君药，用量多在14~28g，小儿亦用至17.5g，在治疗慢性肾小球肾炎中，均以附子为君药，用量多在28~70g。麻黄与附子均具毒性，文献亦有中毒病例报告，米老在临床中用量较大，但未出现中毒现象，且治愈率甚高，其主要因素有二：①配伍得当。麻黄辛温味微苦，有发汗平喘，消肿利尿之功。麻黄发汗虽强，但方中常配大寒的石膏以制之，白术补脾以扶之，附子扶阳壮水，甘草、大枣以和营卫，故汗出不多。米老通过反复临床验证，认为用麻黄应不分冬夏，关键在于辨证确切，配伍得当。若误用于虚人或虚证，加之配伍不当，可出现大汗亡阳。②深研药理。附子辛热燥烈，有助心肾之阳，回阳救脱之功，常用于阴水证。形寒肢冷，腰腿酸困，面色白，小便清，大便溏，舌质淡、苔白腻，脉沉细等命门火衰之候为适应证。附子的主要毒性成分是乌头碱，但经炮制加工后，大量乌头碱已被破坏，加之附子从体内排泄较快，无蓄积作用，故临床大剂量使用无中毒现象。

摘自：米烈汉，袁瑞华．米伯让治疗肾病经验简介．陕西中医，1990，(12)：530.

结　语

对本病诸名家分别采用麻黄桂枝各半汤、越婢汤、麻黄连翘赤小豆汤、麻杏石甘汤、五苓散、猪苓汤、黄连阿胶汤等主治。

如风寒袭肺引起的风水证，治以麻黄桂枝各半汤辛温疏散外邪，其辨证要点是发热、咳嗽、浮肿、舌苔薄白、脉紧数。风水挟热之证，治以越婢汤或麻杏石甘汤。门纯德强调见脉浮、口渴，说明表邪有化热之象，故方中用石膏与麻黄相伍，发散郁热；如水湿过盛，可加白术健脾除湿。

若病由疮疖引起，见尿黄赤者，此为疮毒内攻，湿热内蕴，治以麻黄连翘赤小豆汤，疏表清里，渗利湿热。

浮肿由膀胱气化不利所致者，常见尿少、舌淡、苔白、脉濡，宜治以五苓散。

若阳气不足，水湿泛滥者，可用麻黄附子细辛汤。

下焦湿热伤阴者，可见血尿或尿少、舌红绛、脉细数等，宜治以猪苓汤。若余热不尽，营阴耗伤，虚热内盛，可选用黄连阿胶汤加清热利湿之品治疗。

第二章 慢性肾小球肾炎

慢性肾小球肾炎，又称慢性肾炎，本病多数起病缓慢，以蛋白尿、血尿、水肿、高血压为其主要临床表现。本病按临床表现可分为普通型、肾病型、高血压型、急性发作型。普通型表现为水肿、高血压、蛋白尿，病情相对稳定。肾病型以尿蛋白为主，24 小时定量>3. 5g/L，血清白蛋白<3. 0g/L。高血压型血压增高明显，特别是舒张压增高。急性发作型为病情稳定过程中，因感染、劳累等原因造成类似急性肾小球肾炎的表现。肾活检病理检查可利于确诊及指导治疗、判断预后。

慢性肾小球肾炎属于中医的“阴水”范畴，其病位主要在脾、肾，病机以脾肾亏虚为本，但可能兼有不同的病邪，如风寒、风热、湿浊、血瘀等。因此，临床病机多呈现复杂化的趋势。

慢性肾小球肾炎病情顽固，预后大多不良，中医治疗本病往往可以延缓病情的恶化。

案 1　岳美中麻黄连翘赤小豆汤案

姬某，男性，45 岁，干部，患慢性肾小球肾炎。

一诊：诊其脉，大而散，视其舌，黄而腻，问其起病原因，在 8 年前患皮肤湿疹，下肢多，鼠蹊部尤多，痒甚，时出时没，没时腰部有不适感，且微痛，久治不愈。作尿常规检查：蛋白（++++），红细胞25~30个/HP，有管型，为慢性肾小球肾炎。中医辨证认为是湿疹之毒内陷所引起之肾脏疾病。曾以中西医法治疗，久治不愈。因根据病情，投予仲景麻黄连翘赤小豆汤以祛湿毒，处方：麻黄6g，连翘12g，赤小豆24g，杏仁9g，甘草6g，生姜9g，桑白皮9g，大枣4枚。

二诊：服用4剂，未有汗，加麻黄量至9g，得微汗。

三诊：服用10剂，湿疹渐减，虽仍出，但出即落屑，腹股沟基本不出，小便见清，易见汗，惟舌中心仍黄，脉数象减而大象依然。改用人参败毒散，服用数剂后，湿疹基本消失，虽膝盖外侧时有出一两颗，挠之即破而消。化验尿蛋白（++），红细胞1~15个/HP。

摘自：中国中医研究院．岳美中医案集．北京：人民卫生出版社，1978，19.

案2　邹云翔桂枝加黄芪汤合大黄䗪虫丸案

唐某某，女，20岁。

一诊：一身悉肿6个月，同时经闭。经治疗，面部浮肿得减，而腰腹以下高度浮肿，腹部有移动性浊音，下肢按之没指，形体消瘦，面色暗黄，脉象细弱。尿蛋白（+++）。此属血化为水，治当活血化瘀。处方：生黄芪9g，桂枝尖4.5g，赤芍药9g，西当归9g，单桃仁9g，杜红花4.5g，川芎4.5g，马鞭草15g，路路通9g，福泽泻9g，泽兰草15g。

二诊：上方服1个月，腹水及下肢浮肿逐渐消退，面色转红润，但月经尚未来潮。尿检：蛋白（++），红细胞（+），颗粒管型（+）。以原方加大黄䗪虫丸9g，每日分2次吞服。

三诊：1周后，月经来潮，色紫量多，夹有血块，经来之后，水肿迅速消退。尿检结果好转：蛋白（+），红细胞（-），管型（-）。治法转从气血双调，培补正气。后来信云，尿蛋白已消失，完全恢复健康。

摘自：黄新吾，邹燕勤，苏明哲．邹云翔医案选．南京：江苏科学技术出版社，1981：36.

案3　彭静山当归芍药散案

张某，男，21岁。

初诊：1980年10月5日。主诉：今年4月份忽觉面部发紧，腰酸痛，尿频。经医生检查尿常规：蛋白（+），时或（+++），蛋白多时症状明显，久治不愈。诊查：神疲，面色微黑，颏部更为明显，脉来沉细，尺脉无力；尿常规：蛋白（+++）。诊断为肾病，理化检验示蛋白尿常在增减，但不能消除，因肾功能未得恢复，正气不足，使阴得乘阳而蛋白尿常常出现。治法：用仲景当归芍药散。处方：当归18g，川芎9g，白芍30g，茯苓18g，白术12g，泽泻9g。水煎服，每日2次。每服200ml，共服药10剂，蛋白尿消失，一切症状消失。

【原按】

当归芍药散，仲景用治妇人怀妊，腹中痛者也。人患肾炎或肾盂肾炎日久则肾气大虚，虚则补之，以归芍养血，苓术归脾，泽泻泄其有余之积水，川芎畅其欲遂之血气，去瘀生新，则肾功能恢复，蛋白尿自消矣。

摘自：董建华，王永炎．中国现代名中医医案精华（六）·彭静山．北京：北京出版社，2002，674.

案4　张琪桃核承气汤案

崔某，男，59岁。工人。

1973年11月29日初诊：患者既往患慢性肾小球肾炎，经治疗已缓解，但尿中常有微量蛋白，于本月26日过劳后腰酸乏力，小腹痛，小便尿血，色紫有块，尿道有时阻塞，未发现砂石。下腹左侧隐痛拒按，腰痛，手心热，口干，纳差，舌质紫，无苔少津，脉象滑，沉取有力。尿常规检查：蛋白（+++），红细胞满视野。观其脉症，为热结下焦，破血妄行，宜泄热凉血，散结止血。处方：桃仁 20g，大黄 10g，桂枝 15g，赤芍 20g，甘草 10g，生地 30g，白茅根 50g，小蓟 30g，侧柏叶 20g。

12 月 3 日二诊：用上方 3 剂后，肉眼血尿消失，尿道不阻塞，大便日行 2 次不溏，镜下红细胞 50 个以上，蛋白（+++），手心热，腰酸，小腹左侧仍微痛，舌紫稍润，脉象沉滑不似前有力，热象已减，宗前方增减。处方：桃仁 20g，大黄 7.5g，桂枝 15g，柏叶炭 20g，生地 30g，白茅根 50g，小蓟 30g，蒲黄炭 15g，甘草 10g。

12 月 17 日三诊：服药 3 剂，小便色转淡黄，小腹隐痛消失，大便日行 2 次，尿常规检查：蛋白（++），红细胞 15～20 个/HP，舌红有薄苔，脉象沉稍有滑象。下焦热减，血热初平，但因年迈阴亏，继以前方去辛温之桂枝，加枸杞以滋肾阴。处方：桃仁 20g，大黄 7.5g，柏叶炭 20g，蒲黄炭 15g，茅根 50g，生地 30g，小蓟 20g，枸杞 20g，甘草 10g。

12 月 24 日四诊：连服前方 9 剂，大便稍溏，腹部微不适。尿常规：蛋白（±），红细胞（-）。舌质正常，薄苔，脉象沉。嘱其停药观察，随访已痊愈。

【原按】

尿少色赤涩痛，灼热，或小便如酱油色，小腹胀满，大便干，舌红干少津，苔白或干燥，脉滑或滑数，尿检红细胞满视野或肉眼血尿，用凉血止血药无效，属热结下焦，迫血妄行。治则：泄热逐瘀止血。用本方要点在于有实热之象，如五心烦热，下腹满痛，小便赤涩，大便秘结，舌红干，脉滑实等。主药为桃仁、大黄以泄热结，热除则血止。桂枝温通以防寒凝，诸凉血止血药配伍，共奏逐瘀散结、凉血止血之效。大黄泄热，破积滞，行瘀血，通利二便。因其有泄热、凉血止血的作用，故治火热亢盛，瘀血上溢的吐血衄血，同时亦治热结下焦、瘀血下行的溺血。临床观察有不少血尿病例，用一般凉血止血药无效，改用大黄、桃仁后血尿即止。《伤寒论》用桃核承气汤治热结膀胱蓄血发狂，本方即师其意，瘀热除则血止。但大黄用于凉血止血，量不宜大，量大则易致腹泻。

摘自：史广宇，单书健．当代名医临证精华·肾炎尿毒症专辑．北京：中医古籍出版社，1988，47-48.

案5　刘惠民防己黄芪汤案

张某，男，37岁。

1965年2月19日初诊：患者去年12月28日发现两下肢紫癜，伴有腹部绞痛，便血，31日面部出现浮肿，当时诊断为过敏性紫癜，急性肾小球肾炎。经用激素治疗，紫癜消退，腹痛便血停止。

今年1月发现全身浮肿，并伴有腹水、胸水，用激素、氢氯噻嗪及中药治疗，小便量约每日900ml，自觉全身无力，腹胀，平卧则气喘，手常抽筋，食欲尚可。验血，非蛋白氮29.27mmol/L，胆固醇10.52mmol/L。尿常规检查：小便浑，红细胞满布视野，白细胞7~10个/HP，粗颗粒管型0~3个/HP，蛋白（+++）。血压150/100mmHg。诊断为慢性肾病型肾炎。

检查：面色暗黄，全身浮肿明显，舌苔白，根部较厚，脉虚弱而迟。辨证：脾肾两虚，水湿内聚，肝阴不足，肺气失宣。治法：补肾健脾，利湿行水，佐以宣肺养肝。处方：生黄芪15g，生白术15g，山药24g，汉防己12g，车前子12g（布包），生滑石12g，枸杞子15g，麻黄6g，炒杏仁9g，生石膏15g，草果仁12g，仙鹤草12g，川楝子9g，金钱草18g，天麻12g，钩藤12g。水煎2遍，分2次服。三七1.5g，琥珀0.9g，共研细粉，分2次服。另用鲫鱼1条，重约250g，去鳞及内脏，内装红茶24g，砂仁

18g，鲜橘皮 1 个，清水煮熟，加白糖 30g，米醋适量，吃鱼喝汤，作 1 日量。

3 月 26 日二诊：服上方 6 剂，鲫鱼 6 条，小便量大增，每日 2000～3000ml，浮肿全消，腹水及胸水也消退，食欲增进，精神好转，平卧气短及肢体痉挛等症已除。近日右胁微痛，大便略干，舌苔白，脉弦细。处方：生黄芪 15g，生白术 15g，山药 24g，汉防己 9g，车前子 12g（布包），枸杞子 15g，当归 15g，肉苁蓉 15g，鸡内金 12g，砂仁 9g，生地 12g，仙鹤草 12g，川楝子 9g，金钱草 24g，胆南星 4.5g，柴胡 6g。水煎服，煎服法同前。三七 1.5g，琥珀 0.9g，共研细粉，分 2 次服。

3 月 30 日三诊：服上方 3 剂，食欲好转，胁痛消失，尿量 1600～1800ml，腰部不适，大便仍干，舌淡苔薄，脉弦细。处方：生黄芪 15g，生白术 15g，益母草 12g，海金沙 12g，枸杞子 15g，当归 15g，肉苁蓉 15g，鸡内金 12g，生地 12g，仙鹤草 15g，茜草根 15g，金钱草 24g，砂仁 6g，桑寄生 15g，萆薢 9g，海浮石 12g。水煎服，煎服法同前。三七 1.5g，琥珀 0.9g，共研细粉，分 2 次服。

4 月 5 日四诊：服药 3 剂，大便已畅，精神很好，体力增加，腰仍不适，舌苔白，脉虚弱。原方去金钱草，加党参 9g，菟丝子 24g，继服。煎服法同前。另用：白术 12g，苍术 4.5g，陈皮 9g，清半夏 9g，茯苓 9g，厚朴 6g，炮姜 6g，熟附子 4.5g，狗脊 15g，丹皮 6g，金钱草 12g，水煎服。煎服法同前。人参 3g，研细粉，分 2 次冲服。以上两方，交替服用，每天服用 1 剂。

4 月 19 日五诊：药后食欲增加，体力恢复，腰痛减轻，大便稍干，血压 120～130/80～85mmHg，舌苔薄白，脉同前。黄芪方：加鸡内金 9g，狗脊 15g，桃仁 4.5g，骨碎补 12g，炒莱菔子 9g，生地改熟地 12g。白术方继服。服法同前。另用鲫鱼 1 条，去鳞及内脏，加苍术 24g，白术 24g，青盐

36g，放鱼腹中，焙干，研细粉装瓶，吃饭时服少许代盐用。也可用海参250g，去内脏，干燥，研细粉，每次服6g，每日3次。

5月22日随访，病情一直稳定，精神、食欲均好，未再出现浮肿，嘱继服前方，以资巩固疗效。

摘自：戴岐，刘振芝，靖玉仲．刘惠民医案．济南：山东科技出版社，1978，135.

案6 叶秉仁苓桂术甘汤案

邬某某，男，18岁。

1978年3月初诊：有肾炎史1年，每因感冒而致浮肿加重。此次发病前，鼻塞、咳嗽。刻下面目浮肿、尿少，查尿蛋白（++），红细胞（++），白细胞（+），颗粒管型（+），苔薄白，脉浮缓。病情尚在复发初期，肺卫不能通调水道，下输膀胱，拟方宣肺利尿，用苓桂浮萍汤加味。处方：连皮茯苓12g，桂枝3g，浮萍9g，杏仁9g，泽泻12g，茅根15g，玉米须24g，车前草15g，生甘草1g。服5剂。

二诊：咳嗽已止，鼻塞亦通，小便增多，浮肿减退，脉细缓。尿检：蛋白（++），红细胞少。再拟温振肾气，而利水湿。处方：淡附片5g，桂枝5g，炙黄芪12g，生地12g，玉米须24g，荠菜花12g，赤小豆18g，车前草15g，泽泻9g。再进5剂。

三诊：尿检正常，面部浮肿退净，腰部酸软。再进原方15剂告愈，至今未再复发。

【原按】

叶老治慢性肾小球肾炎感受风邪，水肿加重或复发者，着重辛散祛风，淡渗利水，促使风邪与水肿并消。治风首分风寒、风热，风寒用苓桂浮萍汤（茯苓、桂枝、浮萍、杏仁、泽泻、甘草加味），寒重而血压正常者，加麻黄、荆芥、细辛；风热用自制银蝉玉豆汤（银花、连翘、浮萍、蝉衣、玉米须、赤小豆、车前草、茅根、冬瓜皮)，皮肤疮毒，加大青叶、板蓝根、紫花地丁、蒲公英，表解后常用白花蛇舌草、半边莲等清热解毒利湿。叶老谓慢性肾小球肾炎过程中，适时把握病机予以疏风宣肺解表，不仅可开肺升降气机，还可直达肾之病所，祛邪安正，往往使病情好转向愈。

摘自：周嘉琳．叶秉仁治疗慢性肾炎经验点滴．南京中医学院学报，1987，(3)：36.

案7　李振华五苓散案

韩某，女，27岁。

2005年8月20日初诊：患者头面部及膝关节以下水肿半年余，2005年5月底因感冒致病情加重。患者曾不明原因出现头面部及双膝关节以下水肿，按之凹陷，即入院，诊断为慢性肾小球肾炎，治疗月余（具体用药不详)，好转出院。间断性服用中药汤剂（具体药物不详)，病情相对稳定。5月底因感冒致病情加重，到医院住院20余天，病情再度好转出院。为求进一步治疗而前来就诊。2005年8月19日医院尿常规示：白细胞（++)，红细胞（+)，蛋白（+)，肾功能化验正常，血压120/70mmHg。现颜面和双下肢浮肿，全身困重，脘腹胀闷，面色微黄浮肿，察其舌质淡，舌体稍胖大，苔白腻，脉沉缓。诊其为脾虚水湿内停，气机不畅所致水肿（慢性肾小球肾炎)。此为脾虚运化失职，湿邪内停，泛于肌肤所致，治法：健脾益气，化湿利水，行气通阳。方拟五苓散加味。处方：泽泻18g，葶苈子20g，玉米须25g，茯苓15g，猪苓15g，生黄芪25g，白术15g，薏苡仁30g，桂枝8g，白蔻仁10g，厚朴10g，乌药10g，檀香10g。水煎服，日1剂。

二诊：服25剂，已小便较多，水肿明显减轻，身困脘胀亦好转，食量有所增加，为水湿去，气机渐畅之象。大便日2次，不成形，为脾虚尚未得以培健，上方加党参、山药、升麻，加强健脾益气之力辅以升阳举陷。

三诊：再服药 25 剂，水肿、身困、脘腹胀满消失，大便日 1 次成形，可见脾虚湿滞已改善，继服 20 剂，日半剂以巩固。

2006 年 2 月 21 日电话随访，告知水肿未再复发，病情稳定，尿常规正常。

摘自：贺兴东．当代名老中医典型医案集内科分册（下）．北京：人民卫生出版社，2009：1002.

案 8　张梦侬真武汤案

刘某，男，30 岁。

患者肿胀已经年余。1 年前发生全身浮肿，日见重笃。现一身浮肿，自述尿少，时有血尿发生，面目改形，颐垂唇掀，背平脐突，腹膨如鼓，囊肿如匏，下肢肉肿如泥，脉象浮弦而数，舌红，苔白厚腻。足趺按之凹陷成坑。处方：麻黄 10g，白术 10g，白芍 10g，陈皮 10g，木通 10g，熟附片 10g，知母、泽泻、炒地肤子、车前草、红饭豆、茯苓、炒麦芽各 15g，北细辛 1. 8g，桂枝 4. 5g，生姜 2 片，白扁豆散。先用开水泡药，继用大火煎开，再用慢火熬 2 小时，两日 1 剂，分 4 次温服（即头煎药分 2 次服，药渣留汁，再加开水 1 碗，将药渣翻动搅匀，火上熬开 20 分钟，待冷，盖好，次日早晚再分 2 次热服）。

二诊：服药 15 剂后，散药一半，肿胀从头项胸腹消至下肢，神气色脉均佳，饮食倍增，其水全从小便利出，大便正常。现仅膝以下浮肿，胫踝及足跗肿处发亮，仍宗原方。再加巴戟天 15g，白扁豆散续服。

三诊：服上方 15 剂后，散药一半，肿胀全消，肢体完全恢复原状。惟两眼发赤，畏光作痛，脉象弦数，舌苔正常，舌质红。此因麻黄连续服食，发散过度，引起肝火上升，治宜苦寒泄降，泻火平肝。处方：龙胆草、杭菊花、黑豆皮、白芍、生甘草、枯黄芩、苦丁茶、草决明、生地、栀子各10g，冬桑叶6g。3剂。

四诊：服上药后，目赤全退，一切正常。白扁豆散续服一料，以巩固疗效。20年后，医者曾见此人仍健康无病，原病亦未再发。

【原按】

肾为水脏，所以聚水而为肿，乃因三焦气机不化。《黄帝内经》治水大法有三，即开鬼门、洁净府、去菀陈莝。实即发汗、利小便、通大便，内外排泄分消之意。阅所服诸方，轻如五皮、五苓之利尿，重如牵牛、甘遂、大戟之泻便，结果效均不显，非洁净府、去菀陈莝二法之不应，是由于开鬼门一法之未施。人身汗孔，古名玄府，亦称鬼门，所谓开鬼门，及发汗以泄其水气。经言：上焦不行，下脘不通。所以利尿、通便而肿不消，是因气机未化，如壶吸盖，上闭不开，下愈不利。兹拟宣清肺气，开泄上焦，使三焦气化运行，则水道自通，肿胀或能随之而消。

摘自：俞良栋．中国百年百名中医临床家丛书·张梦侬．北京：中国中医药出版社，2002：245-247.

案9　史寿之真武汤案

朱某，男，16岁。

患慢性肾小球肾炎已久，近在我院内科病房治疗，病情危笃，经治医生邀诊。会诊时因患者长期服激素药品，面如满月，容光焕发，而腹部却膨隆如箕，双下股肿似桶样，小便昼夜200ml，腰以下常自觉如坐水中，纳呆便溏，脉弱甚，双尺微。综合上症，乃系肾、脾阳虚重证，不能运化水气所致。除补肾健脾外，别无捷径可循，补肾健脾，方可望复，若单纯利尿而不得利，反劫阴气，更不利于阳长。乃与经治医生协商，暂停呋塞米及渐减激素药，试服中药观察。选用真武汤加减双补脾肾，服3剂小便即增至600ml，6剂增至1700ml，9剂增至2600ml，腹水基本消退，下肢肿势亦大减，腰以下冷如坐水中之感亦基本消失。继用上法略事增损约1月而愈。处方：茯苓30g，桂枝10g，白术15g，干姜6g，附子7g，椒目6g，沉香6g，炙甘草10g。

【原按】

上方实系苓桂术甘汤加味，与真武汤混合，去芍药之阴寒，用干姜、附子温肾、脾，更加沉香、椒目以增强其温阳利水作用。此系多年临床逐渐形成的方剂，对证施用，多取得满意效果。又逐渐体会到真武汤重在温肾，肾着汤重在温中健脾，两方对阳虚水肿有珠联璧合之妙。温化水湿法，是水肿病属于功能衰惫的常用法。如苓桂术甘汤、真武汤、肾着汤以及后世之实脾饮等，其间出入进退，各有所指，而温化之意则同。

摘自：史广宇，单书健．当代名医临证精华·肾炎尿毒症专辑．北京：中医古籍出版社，1988：47-48.

案10　吕仲安白通汤、四逆汤合苓桂术甘汤案

杨某某，男，22岁。

面目及下肢浮肿，尿少已年余。1955年1月觉眼睑头皮肿胀，尿黄量少，经医院诊断为肾炎，用青霉素等西药治疗无效且水肿渐加重，腹胀气促，尿量减少至每日仅有两茶杯（400ml）左右，并感头昏痛，失眠恶心，纳呆，食少，畏寒，四肢冷。入院时检查：慢性病容，面色皖白，舌质淡，苔薄白，咽微红，扁桃体Ⅱ度肿大，眼睑浮肿，枕骨部按之凹陷，周身水肿，腹水征（+），阴囊肿大，行动困难，血压130/100mmHg，脉沉细。尿常规：蛋白质（++++），红细胞少许，白细胞（+），颗粒管型少许；血常规：血红蛋白64g/L，红细胞3.75×10^{12}/L，白细胞5.6×10^{9}/L，中性粒细胞88%。西医诊断为慢性肾小球肾炎，肾变期。

吕老诊治：脉沉细，舌质淡，苔薄白，全身水肿，形寒肢冷，烦躁少眠。此乃命火衰微，气化失司，水寒土湿，水气泛溢之阴水证，拟大剂干姜、附子温扶真阳，以达温阳化气利水之功。先投以白通汤（川附片二两，均姜五钱，葱白三个）通阳散寒。连服3日，每日1剂。

二诊：畏寒减轻，夜能入眠，尿量稍增，但水肿未见明显消退。后改服四逆苓桂术甘汤加味（附片二两，干姜五钱，茯苓五钱，桂枝五钱，白术五钱，甘草二钱，泽泻三钱，砂仁二钱，木通三钱），以干姜、附子辛热温肾散寒，桂枝通阳化气，白术、茯苓、泽泻、木通健脾利水，砂仁理气健胃，诸药合用，共凑温阳化气，健脾利水之效。

三诊：经2个多月的治疗，尿量增多至每天约1000ml，水肿基本消失，精神好转，胃纳增进，自觉症状消失，尿蛋白减少至（+）。治疗过程中未用西药，基本坚持上方加减治疗，共住院77天，临床症状基本消失出院。

【原按】

吕老积多年之临床经验，对慢性肾小球肾炎（肾变期）的治疗则着重温肾利水，取得了较满意的疗效。他认为肾炎水肿虽与肺、脾、肾及三焦功能失调有关。但尤以肾中命门火衰为发病的根本。因为命火是“生气之源”，对全身各脏腑的生理活动都有温煦和推动作用，五脏六腑的生机，都根源于此。肾中命门火衰不能制胜阴寒，又不能温养肺、脾，气化膀胱，决渎三焦，乃至浊阴日渐凝结、小便不利，而致肢肿腹胀，甚则发生喘促等症。因此治疗本病多用四逆汤、白通汤、真武汤以及苓桂术甘汤等，以桂枝、附子、干姜为主的方剂。其组方旨意在于以附子补火生上，桂枝、干姜助附子温扶肾阳，以助气也，茯苓、白术、甘草温运脾阳健脾益气，以助水湿输布。诸药合用共奏温扶命火，扶正祛邪之功。正如景岳所指“温补所以气化，气化而愈者，愈出自然；消伐所以逐邪，逐邪而暂愈者，愈由勉强”。临床使用桂枝、附子、干姜等辛温热药治疗本病，应针对阴水类型，同时注意防止燥热太过，而出现阳虚阴盛等证。

摘自：云南中医学院附属医院“吕老经验整理组”．吕仲安诊疗经验简介．云南中医杂志，1980，(2)：9.

案11　刘渡舟黄连阿胶汤案

高某，男，40岁，干部。

因体检发现：尿潜血（+++），尿蛋白（+），血压165/100mmHg，B超提示：左肾结构欠规则，膀胱镜（-），结核（-），肾小球滤过率降低。西医认为肾小球肾炎可能性大，给予激素及双嘧达莫等西药，兼服中药，然血尿始终不消，病经1年有余。请刘老会诊时，尿潜血（+++），尿蛋白（±），伴有心烦不寐，口干，五心烦热，腰痛，下肢痿软无力，小便频数，量少色黄，视其舌红绛而苔薄黄，切其脉细数薄急。脉症合参，刘老辨为少阴热化之证。为肾水不足，心火上炎，心肾不交，治当滋阴泻火，养血止血，交通心肾为法。处方：黄芩10g，黄芩6g，阿胶12g（烊化），白芍15g，鸡子黄2枚，当归15g，生地15g。医嘱：勿食辛辣肥腻之食品。上方服药7剂。

二诊：检查示尿潜血（++），红细胞0~10个/HP，心烦与不寐均减，仍有多梦，小便黄赤，带有泡沫颇多，舌质仍红，脉来弦滑。反映了药虽对证，尚未全面控制病情，因阴中伏火不能速解也。继用上方加减出入，给1个月余，诸恙悉退，随访已无复发。

【原按】

本证为少阴化热证。热则伤阴动血，此已必然之事也。辨证关键在于心烦少寐，舌红，脉来细数。《伤寒论》曰：“少阴病，得之二三日以上，心中烦，不得卧，黄连阿胶汤主之。”本证的心中烦，不得卧，与栀子豉汤的虚烦不得卧不同，栀子豉汤是邪火扰于胸膈，舌上有黄白相兼之苔，治宜清透郁热；本证为阴虚阳盛，除心中烦、不得卧外，舌质红绛而干燥少津，脉细数，纯为水枯火炎之象，治宜滋阴降火。

摘自：陈明，刘燕华，李芳．刘渡舟临证验案精选．北京：学苑出版社，1998：115.

结　语

湿热在慢性肾小球肾炎中较为常见，岳美中采用麻黄连翘赤小豆汤主治，刘惠民采用越婢汤合麻杏石甘汤治疗。瘀血也是慢性肾小球肾炎主要的病理产物之一，邹云翔指出，对于血分之水肿病，当以活血化瘀法治疗，方用桂枝加黄芪汤合桃红四物汤加马鞭草、泽兰等治疗，病重者可加大黄䗪虫丸。此外，也可选用《金匮要略》中当归芍药散，本方以当归、白芍、川芎养血活血，茯苓、白术、泽泻健脾利水，对肾炎蛋白尿、水肿有效。桃核承气汤对热结下焦所致尿血有效，张琪认为其使用要点是下腹满痛，大便秘结，小便赤涩，舌红干，脉滑实。

慢性肾小球肾炎往往病情缠绵，虚实互见，其中健脾益肾为治疗慢性肾小球肾炎扶正固本的主要治法。如苓桂术甘汤、防己黄芪汤等。刘惠民提出脾肾双补，固本为主，标本同治，汗利兼施的原则。其提出的治法为发汗消肿，以越婢加术汤、麻黄汤为主方加减；利水消肿以五苓散合五皮饮为主方加减；对卫阳已虚者，用防己黄芪汤益气固表。

慢性肾小球肾炎水肿较重，舌淡，脉缓，属于脾虚水停，宜五苓散。对命火衰微，气化失司，水寒土湿，水气泛溢之阴水证，可采用真武汤、四逆汤等治疗。

对肾水不足，阴虚内热，症见尿血、心烦不寐、口干、五心烦热、腰痛、舌红绛、苔薄黄、脉细数者，刘渡舟治以黄连阿胶汤服之。

需要注意的是，对于慢性肾小球肾炎疗效不佳者，宣展肺气法在治疗中往往可以取得意想不到的效果。这是因为，疏风宣肺，开泄上焦，不仅可开肺气、升降气机，还可以使三焦气化运行，水道通畅，水肿随之而消。其用药常选麻黄汤中麻黄、杏仁等。

第三章　肾病综合征

肾病综合征是以“三高一低”为主要特征的临床症候群，具体表现为高蛋白尿、水肿、高脂血症、低蛋白血症。本篇主要涉及原发性肾病综合征。

肾病综合征属于中医的“水肿”范畴，其病机主要表现为脾肾不足，水湿、湿热、瘀血阻滞。一些病人由于长期使用激素，常常表现为阴虚内热，热毒水湿结聚的表现。因此，本病多虚实夹杂、寒热错杂，治疗有一定的难度。

案1　杨继荪越婢汤、苓桂术甘汤合麻黄附子细辛汤案

患者，男，28岁，工人。

1979年4月入院，半年前感冒咽痛，继而头面四肢浮肿，尿少伴腰酸乏力。某院诊断为急性肾小球肾炎，用双克、吲哚美辛及中草药治疗20余天，症状消失，尿检正常出院。4个月后浮肿复起，某院以蛋白尿、浮肿、低蛋白血症，诊断为肾病综合征，给青霉素、双嘧达莫、苯丙酸诺龙、激素、丹参注射液及中草药治疗，反增腹水，20余天后自动出院。尿检：蛋白（++），白细胞（+），红细胞0~3个/HP，透明管型0~3个/HP，血浆总蛋白35g，血清非蛋白氮29.3mmol/L，肌酐176.8μmol/L，酚红排泄试验57.5%，每日尿量少于200ml。血常规、肝功能、血钾、血纳、血钙均在正常范围，诊断为慢性肾小球肾炎肾病型。治疗以呋塞米、甘露醇利尿，酸睾酮促进

蛋白合成；中药麻黄连翘赤小豆汤合防己黄芪汤加减，浮肿、腹水不减，第3周起加环磷酰胺，尿量仍未增多。

杨老会诊：患者尿少浮肿腹膨（腹围83cm），水气兼具，形寒畏冷、重衣复被不得汗，舌淡胖，苔薄腻，脉弦滑有力。虚邪客表，肺气不宣，水气不行，形气受侮，淫邪肆张。证属肺、脾、肾三脏受病。处方：麻黄、杏仁各9g，石膏、茯苓、白术各12g，桂枝、附子、生姜、桔梗、薄荷各6g，细辛2.4g，甘草4.5g。

二诊：服1剂，午休醒来胸腹汗出津津，一次小便400ml，当天尿量1400ml。服4剂汗出未遍全体，原方去石膏，即全身汗出，日尿量达2700ml，恶寒顿除，浮肿速退，体重减去4.5kg。尿检：蛋白（++），红细胞0~1个/HP，白细胞0~2个/HP，管型（-）。太阳经证已除，遂从腑治，方拟五苓散加味。处方：茯苓、党参各12g，桂枝、附子、甘草各6g，白术、泽泻、猪苓各9g，益母草、白茅根各30g。

三诊：服7剂，浮肿全消，日尿量在1700ml左右，精神振作，血浆蛋白有所增加。尿检：蛋白（+），红细胞0~3个/HP，白细胞少许，管型（-），西药继续1疗程，中药健脾益肾、活血化瘀善后。

【原按】

用激素、环磷酰胺配合中草药治疗肾病综合征（包括肾病型肾炎），有显著疗效。其机制是发挥免疫抑制作用，抑制抗原抗体复合物在肾小球基底膜沉着，恢复肾小球滤过功能，达到治疗目的。慢性肾小球肾炎伴急性感染，体内微血管（包括肾小球、肾小管）均有炎性病变、肾脏肿胀、肾内组织压增高，而肾小球中的有效液压降低，造成排尿减少。中医“开鬼门、洁净府、去菀陈莝”治则，对肾病肿胀有很好疗效。该患者恶寒身重、无汗浮肿，均支持肾病表证未解的辨证，通过发汗利尿的实践也证实了这一判断。越婢汤治疗风水源于《金匮要略》，杨老合苓桂术甘汤、麻黄附子细辛汤，正合慢性肾小球肾炎伴感染，肺、脾、肾皆病之治。药后恶寒除、水肿未尽，为表证去而里水仍存。再以太阳腑证治法五苓散加党参、甘草扶脾；附子温肾；益母草、白茅根活血利尿。辨证用药丝丝入扣，故得佳效。

摘自：吕直．经方起重症杨继荪应用经方的经验．江中医学院学报，2002，(3)：35.

案2　权依经猪苓汤案

杨某，男，5岁，新疆军区某部杨某的小孩。

1979年9月随父母探亲来兰州。患儿因不慎感冒，继而发生血尿，浮肿。遂去陆军某医院住院治疗，诊断为肾病综合征。经服激素类药物，并输血多次，仍浮肿不消，并伴有少尿、恶心欲吐、纳差乏力、卧床不起。化验尿常规：蛋白（+++），红细胞满视野，颗粒管型3~5个/HP。舌体胖尖红，苔黄腻，脉滑数。本证属下焦湿热，法宜清利下焦湿热。处方：猪苓9g，茯苓9g，泽泻9g，滑石9g，阿胶9g（另包，烊化）。水煎，分3次服。3剂。

二诊：服药后患儿食欲增加，精神较前好转，开始在床上玩耍。小便量增多，浮肿稍减。尿常规化验：蛋白（+），红细胞20~30个/HP，颗粒管型1~2个/HP。舌体胖尖红，苔黄腻，脉滑数。仍用上方，继服3剂。

三诊：患儿服上药后，食欲和精神继续好转，已能下床活动，尿量多，浮肿明显消退。尿常规化验：蛋白（++），红细胞10~20个/HP，白细胞5~10个/HP，未见管型。舌体略胖，尖红，苔黄腻，脉滑数。仍用上方加茵陈9g，再服3剂。

四诊：服药后，浮肿消尽，食欲和精神基本恢复。尿常规化验未见异常成分。舌尖红，苔薄白，脉转平。仍用上方去茵陈，以巩固疗效。经尿常规复查3次以上，未见异常成分。嘱其回家疗养。

【原按】

本方为治疗下焦湿热之专剂，淡能渗湿，寒能胜热。茯苓甘淡，胜脾肾之湿；猪苓甘淡，泽泻咸寒，泄肾与膀胱之湿；滑石甘淡而寒，体重降火、气轻解肌，彻除上下表里之湿热；阿胶甘平润滑，既能通利水道使热邪从小便下降，又能止血。故从始至终用原方主治，加茵陈者以增强其清热利湿之功。患儿从服中药开始，逐渐撤除激素，于三诊时激素已全部撤完。

摘自：权依经．古方新用．北京：人民军医出版社，2011：99.

案3　赵明锐五苓散案

秦某某，女，14岁。

全身高度浮肿、尿少10余天，曾服利尿剂等未效，因病情渐重而来求治。当时的症状：颜面及全身高度浮肿，两眼肿得不能睁开，腹胀如鼓，叩诊有移动性浊音，纳呆，恶心，大便闭，尿量甚少，100～200ml/24h，下肢重度凹性浮肿，舌质淡，苔白腻。经作常规化验，内科确诊为肾病综合征。中医诊断：脾肾阳虚水肿，即投五苓散加减。处方：茯苓15g，猪苓15g，泽泻15g，白术15g，桂枝6g，肉桂6g，薏苡仁30g，腹皮15g，木通10g。连服4日后，尿量开始增多，每日10余次，浮肿消退，食欲增加。以后即根据病情好转，利水药逐渐减少，代之以补益之品，前后共服10余剂，诸症消失，各种化验正常而痊愈。

【原按】

水肿属于西医学之肾病综合征，以脾肾阳虚不能运化水湿者较为多见，一般除水肿证以外都伴有不同程度的脾肾虚弱证。在治疗时可以采用温补脾肾之阳利水渗湿之法，不应图取效于一时而采用峻烈之剂逐水，使脾阴大伤，正气更虚，往往造成严重后果。特别是由于肺、脾、肾三脏俱虚，三焦气化不利，攻后虽然水肿暂时消退，但不久肿势又起，甚至反而增剧。如仍屡屡攻伐，也不能使尿量增加，肿势减退。因而用通阳利水健脾之五苓散再加温肾阳之肉桂、泻肺和胃行气宽中之腹皮等治之，使脾运健，肾阳复，壅滞通，则不治水而水自利，不消肿而肿自消。

摘自：赵明锐．经方发挥．太原：山西人民出版社，1982：36.

案4　祝谌予防己黄芪汤案

杨某，男性，18岁，华侨。

1978年4月5日初诊：主诉为全身水肿2年余。患者2年前因水肿伴大量蛋白尿在国外确诊为肾病综合征，间断服用激素治疗效果不理想，目前收住外宾病房并邀请祝师会诊。当时口服泼尼松40mg/d，检查尿蛋白阳性（+++）→（++++），24小时尿蛋白定量>3g/L。现症：双下肢明显浮肿，按之凹陷不起，尿量不少，形体虽丰但弱不禁风，极易感冒后咽痛，疲乏无力，腰酸膝软，舌淡胖，舌尖红，有齿痕，脉沉细。辨证立法：脾肾两亏、水湿内停。治宜培补脾肾，利水消肿，方取六味地黄扬、防己黄芪汤加减。处方：生熟地各10g，五味子10g，怀山药10g，丹皮10g，茯苓25g，泽泻10g，生黄芪30g，防己10g，白术10g，炙甘草5g，石莲子15g，车前草30g，墨旱莲15g，白花蛇舌草30g。每日1剂，水煎服。

二诊：治疗经过，前方加减服用30余剂，患者自觉体力增加，感冒次数减少，水肿减轻。化验24小时尿蛋白定量2.3~3.2g/L，守方再加菟丝子15g。

三诊：续服45剂，患者水肿大减，体力基本恢复，经常去院内花园锻炼，查尿蛋白（++），口服泼尼松减至30mg/d。前后服药共计90余剂，经治3个月，患者水肿消退，化验24小时尿蛋白微量，口服泼尼松减至

20mg/d 维持，乃将原方稍事加减，改配丸药，缓图收功。

【原按】

前贤论治水肿，总不离乎肺、脾、肾三脏。如张景岳云："凡水肿等证，乃肺、脾、肾三脏相干之病。盖水为至阴，故其本在肾；水化于气，故其标在肺；水惟畏土，故其治在脾。"可知攻水与补虚乃治疗水肿两大法则。本案病程两载，肿势严重且正气已虚，治之较难。若径用攻遂利水之法，虽可取快于一时，但复伤正气，终非良策。祝师认为，肾病综合征从中医辨证分析多呈本虚标实之证，由于脾虚不摄，肾气不固，精微物质（蛋白）则从小便渗漏不止；上不制水，气不化水，是以肿势滔天。故治疗本案始终以培补脾肾为主，利尿消肿为辅，虽然水肿消退缓慢，但整体病情日趋好转，尿蛋白渗漏逐渐减少，收效稳妥，所谓"王道无近功"是也。

摘自：董振华．祝谌予临证验案精选．北京：学苑出版社 1996：61.

案 5　时振声肾气丸案

佟某，男，17 岁，学生。

1988 年 8 月以"肾病综合征 I 型"入院。入院前曾在当地用泼尼松等多种中西药治疗半年余，水肿仍有起伏，故来京求治。症见：面肿庞然，白睛隆起如鱼眼状，胸闷气憋，腹大如鼓，皮肤绷紧如囊中裹水，腰背按之有凹陷，膝胫下按之如泥，手足不温，舌淡红，苔薄黄，脉细弦滑，腹围 86cm，尿少 600ml/24h，尿常规：蛋白（+++），颗粒管型（+），红细胞个别，24 小时尿蛋白定量 46g/L，清蛋白/球蛋白比值（A/G）：2.2/2.5。

时氏查房后诊为正水、肾水，辨为肾阳虚衰，水邪泛溢。治以温肾壮阳为主，兼治泄水，投济生肾气丸加味。处方：生地、木瓜、泽泻、川牛膝、防己各15g，白术、连皮茯苓、车前子（包）、大腹皮、白花蛇舌草、益母草各30g，丹皮、桂枝、附片各10g，木香6g，依法煎服。

二诊：1周后水略减，加用鲤鱼汤佐餐，2日吃1条鱼。半月后尿量增至1500ml/24h，肿退，诸症平。继上方去桂枝、大腹皮、苓皮、防己，加生黄芪30g，党参15g，继服日1剂。

三诊：于10月下旬患者咽痛，口唇红，口舌生疮，乳蛾，时时身热，时氏认为是感受非时之温与附片之燥热并存，嘱加蒲公英30g，生地改为30g，上方继服。

四诊：于11月末查尿常规：蛋白消失、转阴，24小时尿蛋白定量为13.2g/L，腹围70cm，清蛋白/球蛋白比值（A/G）：4.2/2.7，肾病基本缓解，用此方制成散剂，出院继服，随访至今未复发。

【原按】

泼尼松类激素是西医治疗肾病综合征的主要药物，有些病者在接受中医药治疗之前，已辄用激素，该类药似有纯阳之性，其毒副作用使病机更复杂，阴阳失调，湿、热、瘀、毒之症迭出，激素又不能骤减；此时应用济生肾气汤能补偏救弊，调理阴阳，与激素同用有相辅相成的协同作用。在使用激素的过程中有五心烦热、舌红、脉数之阴虚证者减桂枝、附子，加元参、知母、黄柏，重用生地育阴生精；若呈现满月脸、围裙腹、水牛背、舌苔黄厚腻、脉滑之湿热膏脂交混者，去桂枝、附子加蚕沙（包）、生薏苡仁以防湿热化浊，在激素减量之初呈面白纳差，形寒怯冷之阳虚证者，该方加仙茅、仙灵脾、菟丝子以温阳补肾。这样用此方灵活化裁，可减少激素毒副作用，祛除该类药物所致的内分泌紊乱之害，顺利撤减激素。

摘自：曹广顺．时振声教授运用济生肾气汤治疗肾病综合征的经验．陕西中医，1990，（6）：246.

案6 龚丽娟桂枝加黄芪汤案

康某，女，20岁。

初诊：1960年5月20日。主诉及病史：于1959年11月5日起面部及两足浮肿，未治，以后腹部作胀，小便减少，足肿加重。在当地某医院就诊。尿常规检查：蛋白（++++），颗粒管型（++），红细胞0~3个/HP。血胆固醇12.48mmol/L，清蛋白/球蛋白比值（A/G）1.6/2.3。肾功能及血压正常。诊断为肾病综合征。用中药治疗，面部浮肿消退，腹部及下肢浮肿依然，未用激素。诊查：面色暗黄不肿，腹胀有水，下肢凹陷性浮肿，不易恢复。肌肤紫暗，坚硬而厚，重按则痛。患病后月经半年未行，小便量每日1200ml左右。苔薄白，舌质暗红有瘀点，脉象细涩。尿常规：蛋白（+++），颗粒管型（+），血胆固醇10.4mmol/L。清蛋白/球蛋白比值（A/G）2.0/2.5。辨证系脾肾气虚，水瘀互结，经隧不利。治宜益气活血，疏通经隧。处方：生黄芪12g，川桂枝5g，赤芍10g，当归10g，桃仁10g，红花10g，川芎10g，泽兰、泽泻各10g，马鞭草15g，路路通10g。

二诊：5月27日。药后症无改变，小便量保持在1200ml左右，守法续进。原方加刘寄奴10g。

三诊：6月25日。上方调治1月，小便量1100ml左右，腹水已消，下肢尚有轻度浮肿，肌肤色紫瘀未退，但不若初起之坚硬，按之不痛，呈甲错状，苔脉如上。原法已效，效不更法，加强扶正益气以助活血行瘀之力。尿蛋白（++），红细胞（+），颗粒管型（+）。处方：炙黄芪15g，炒党参12g，川桂枝5g，当归10g，赤芍10g，桃仁10g，红花10g，川芎10g，刘寄奴12g，泽兰、泽泻各10g，路路通10g。

四诊：7月10日。下肢浮肿退清，肌肤脱屑已3~4次，按之已柔软，无紫瘀。面色暗黄转红润，舌质紫暗转红，惟月经仍闭。原方续进，并加服大黄䗪虫丸扶正逐瘀通经。

五诊：7月20日。药进7剂，月经来潮，量多色鲜紫夹杂，伴有血块，大者如银元，小者如指甲，五天经净，身轻神爽。苔薄红，脉细。水已去，血脉畅行，转调补气血培本图治。尿蛋白（+），红细胞（-），颗粒管型（-），血胆固醇6.5mmol/L，清蛋白/球蛋白比值（A/G）3.5/2.0。处方：炙黄芪15g，炒党参12g，炒白术10g，怀山药12g，茯苓10g，泽泻12g，杜仲10g，当归10g，枸杞子12g，山茱萸10g，炒熟地黄12g，玉米须30g。上药连服月余，尿蛋白（-）。继服药3个月，病情稳定。月经按月来潮，续服3月停药。随访2年，身体健康，结婚育子。

【原按】

本例为水肿之阴水。前医投温阳利水剂治之无效。详察脉症，抓住肌肤与舌质颜色、小便自利、闭经、脉涩等特征从瘀着手论治。脾肾气虚是其本，水邪、血瘀为其标，且血瘀尤重于水。《金匮要略》中提到“血不利则为水”。瘀不祛，血不和，水难行矣。遂投以黄芪益气为君，助桂枝、赤芍、桃仁、红花、当归、川芎活血通经；马鞭草、路路通、泽兰、泽泻化瘀行水，调理月余，尿量未见增多而水肿逐渐消退。此乃经隧气血畅通、水自归经，故浮肿得消。以其经闭，配用大黄䗪虫丸补虚通经。经通，再补益气血培其本，蛋白尿消失，病体康复。治疗肾炎，先治其肿，后治蛋白尿、血尿。肾炎水肿，乃肺、脾、肾三脏调节水液代谢功能失常所致。既可一脏致肿，亦可二三脏同病。由于肺、脾、肾在生理、病理上的相关性，一脏有病，往往影响其他二脏合病。故治疗水肿，既可单独从肺、从脾、从肾论治，亦可肺脾、肺肾、脾肾或肺脾肾同治，然应以肾为本。此外，水肿还与气滞、血瘀有关，故调气、活血之品亦常配伍同用，每可协助水邪之通利。蛋白尿，有虚实之辨。虚者以脾肾气虚为主，因气虚失于固摄，精微下泄所致；实者为湿浊、湿热、血瘀的停留，尤以湿热居多。治疗时应区分虚实的孰多孰少，其原则以益气清利为法。常选用生黄芪、党参、白术、怀山药补益脾肾之气；茯苓、泽泻、生薏苡仁、玉米须淡渗利湿；丹参、益母草活血行水。若伴见阴虚者，应改党参为太子参，加生地、麦冬；伴阳虚者，加巴戟天、仙灵脾；血虚者，加当归、枸杞子；腰酸痛者，加杜仲、川续断、山茱萸；寒湿盛、苔白腻者，去黄芪加苍术、川朴、半夏、陈皮，甚则用附子、干姜、草果温化；湿热重且在中焦者，加用苍术、黄芩；湿热重在下焦者，配用白花蛇舌草、黄柏、蜀羊泉、墓头回；管型尿者，加猫爪草；血尿者，加大小蓟、茜草炭、白茅根，一般均能取得满意的疗效。对难治性的蛋白尿，可以采用雷公藤制剂治疗，也可获得较好的效果。

摘自：董建华，王永炎．中国现代名中医医案精粹（3）．北京：人民卫生出版社，2010：390-391.

案7　奚凤霖己椒苈黄丸案

任某，男，31岁，吴江县同里乡人。

1975年10月9日入院。因感冒而致全身浮肿，脘腹胀满，小溲不利。尿蛋白（+++），颗粒管型少许（-++）。经服越婢汤、防己黄芪汤等剂，症情不解，2年有余。检查：血压150/100mmHg，二氧化碳结合力40.3mmol/L，尿素氮20.64mmol/L，肌酐663μmol/L，胆固醇5.82mmol/L，总蛋白5.6g/L。拟诊慢性肾小球肾炎、肾病综合征。请奚师诊时，患者遍体浮肿，下肢尤甚，按之凹陷不起，肌肤瘙痒，面白无华，时作眩晕，动辄气急，脘腹胀满，小溲不利，舌淡苔白腻，脉濡数。治拟防己茯苓汤崇脾理水。处方：防己10g，茯苓、黄芪、冬瓜皮、车前子（包）各30g，牛膝、桑皮各10g，老姜衣3g，白术15g，官桂5g。

10月20日二诊：迭进上方，尿量逐日增至900ml，然肿消不快，改拟消水圣愈汤加味：生麻黄 6g，熟附片 10g，细辛 3g，桂枝 15g，姜皮 6g，大红枣 5g，制知母 10g，党参、黄芪、茯苓皮各 30g。

10 月 27 日三诊：服药 2 剂，尿量递增至 2000ml/d，全身水肿渐消，气逆亦平。然肿势未得尽退，动则气短尚存，大便干结，苔脉如前。转以己椒苈黄汤加减泻肺利水，健脾温肾并进：木防己 10g，川椒目 6g，甜葶苈、大黄、制附片、仙灵脾、仙茅各 10g，生白术 30g，红参末 3g（吞服）。服药 2 剂后，大便水泻 3 次，小溲增多，身肿尽退，然面白无华，动则气喘，此肺、肾、脾俱损之象。前法既效，无需更法，原方加绵黄芪 30g，继服 1 周，症情稳定，遂于 1975 年 11 月 8 日出院。

摘自：张泉森．奚凤霖治肾病综合征．江苏中医，1991，(7)：14.

小　结

肾病综合征以脾肾阳虚不能运化水气较为常见，治疗时不应图取效于一时，而采用峻下逐水之剂，宜从脾肾入手施治。水肿，尿少，形寒畏冷，舌淡胖，苔薄腻，脉弦滑有力，此为表证未解，肺、脾、肾三脏俱病，宜越婢汤、苓桂术甘汤、麻黄附子细辛汤合方发表温里利水。

赵明锐以五苓散健脾利水通阳，加肉桂温补肾阳，使脾肾气化得行，水肿自消，对肾病综合征水肿有较好疗效。祝谌予用防己黄芪汤合六味地黄丸培补脾肾为主，辅以利尿消肿，既能减少蛋白渗出，也能使水肿缓慢消退，收效稳妥。

肾气虚弱，治病宜求本，故用肾气丸。

至于长期使用激素造成阴虚湿热者，可使用猪苓汤加减。权依经认为从服中药开始，可以逐渐撤除激素。

如瘀血较重，舌暗，脉涩，宜从瘀血着手论治。《金匮要略》也提到“血不利则为水”。瘀血不去，则血不和，水难行。可选择桂枝加黄芪汤，更加桃仁、红花、当归、川芎、泽兰等化瘀行水。

若便干，腹胀，水肿明显，属于水热结聚，可用己椒苈黄丸，脾肾不足者，奚凤霖加制附片、白术、人参等，攻补并施。

第四章 慢性肾功能衰竭

慢性肾功能衰竭是在多种慢性肾脏疾病基础上出现的肾功能减退甚至衰竭的一种临床综合征，临床分为四期：肾功能代偿期，肾功能失代偿期，肾功能衰竭期（尿毒症前期）和尿毒症期。在代偿期和失代偿早期，病人仅有乏力、腰酸、夜尿增多等轻微症状。中期以后，上述症状逐渐加重。尿毒症期可出现严重并发症。本病可通过肾功能、血电解质、动脉血气分析、影像学等实验室检查确诊。

慢性肾功能衰竭属于中医之“关格”“癃闭”“水肿”等范畴。由于病程较长，患者多本虚标实并见。一般本虚以肾虚为主，兼及心肝脾诸脏；标实则常见湿浊、瘀血，严重者浊毒壅滞，肾络瘀阻，治疗较为困难。

案1 万友生五苓散案

熊某，女性，44岁。

1991年10月26日初诊：病人患糖尿病10年、甲状腺功能亢进半年。现以“糖尿病肾病”（1991年9月27日肾图示双肾功能中度受损）和“周围神经炎”住某大医院治疗，常规服用门冬氨酸钾镁、呋塞米、肌醇片、美西律、多潘立酮、甲巯咪唑、胰岛素及大活络丸等无效，病渐加重，遂邀请我会诊。

症见小便闭塞，非呋塞米不解，每服呋塞米1次，2小时后可解小便5~6次,停用即尿闭而全身胀痛难忍，面部肿胀，髋、骶、小腹及双大腿内侧痛剧，不能行走，腰胀特甚，得尿则诸痛稍减。头昏、心悸、神疲乏力，身寒肢冷（自云虽盛夏亦须重衣厚袜），不饥，口淡乏味，进食即恶心（每日勉强进食200~250g），口不渴，喜热饮食，大便过去完谷不化而近时干结，非服果导不下。舌红嫩，苔白黄稍腻，脉浮滑数而重按无力。投以自制麻黄五苓汤加味。处方：麻黄10g，杏仁10g，桂枝30g，苍白术给15g，茯苓30g，泽泻30g，猪苓30g，木通30g，大腹皮15g，郁李仁30g，王不留行15g，穿山甲15g。另用红参10g，煎汤代茶。

11月6日二诊：服上方4剂，停呋塞米能自解小便，夜尿6次，尿黄、尿短、尿痛，大便仍结甚，大腿内侧痛减，知饥识味，纳增不恶心，身寒心悸好转。守上方去红参、郁李仁、王不留行、穿山甲，加生大黄10g，车前草30g，瞿麦、滑石各15g。

11月9日三诊：服上方3剂，小便频数短少浑浊，昨夜尿7次，量达1痰盂，大便软，日2行，全身发胀减轻，但下半身痛又增，脉数，苔白腻。守二诊方加当归15g，赤芍30g，延胡索30g，枳壳15g，陈皮15g。

11月13日四诊：服上方4剂，停用呋塞米已18天，小便仍频数短少而黄，约每小时1次，每次尿痛持续约10分钟，每日尿量约1大痰盂。大便前日3次稀溏，昨日1次软烂，小便前后及尿时下半身及大腿内侧仍痛，全身胀痛，手指及面部仍微有肿胀，上半身时自汗出，下半身无汗。11月8日肾图示右肾功能正常，左上尿路排泄延缓。改方用八正散合五苓散加减。处方：木通10g，车前草30g，萹蓄15g，瞿麦15g，滑石15g，生大黄5g，甘草10g，桂枝10g，猪苓10g，泽泻10g，茯苓30g，白术10g，黄芪30g，党参30g。

11月16日五诊：服上方4剂，尿频、尿短、尿痛、身痛、两手发胀均见好转，仍头昏自汗，纳少乏味，大便稀溏色黑日2行，肢冷，舌淡红，苔白腻，脉转沉迟（52次/分）、右细弱。守上方去大黄，加重黄芪为60g，桂枝为15g，再加生姜3片，红枣5枚。

12月25日六诊：服上方38剂，小便逐渐转清长，浮肿消失，小便疼痛减轻，下半身痛上午明显，下午轻微，形寒改善，纳增，大便成条，近周牙疼，口干（自诉与吃辣椒有关），昨日肾图示：双肾功能轻度受损。守上方减桂枝为10g，再加葛根30g，升麻15g，桑枝30g，延胡索15g。

1992年1月22日七诊：服上方20余剂，病情显著好转，多饮喜冷，但仍小便不畅，身胀痛未完全消除，前半脚板麻木冰凉。改方用补中益气汤合五苓散加味。处方：黄芪50g，党参30g，焦白术15g，炙甘草10g，升麻10g，柴胡10g，陈皮15g，当归15g，桂枝15g，猪苓30g，泽泻30g，滑石15g，茯苓30g，木通15g，车前草30g，青木香30g。

3月12日八诊：服上方40余剂，复查双肾功能已正常。诸症基本消失。仍守上方加减善后，至6月27日时已二便畅通，诸症悉除。

【原按】

本病病机主要是寒湿郁热闭阻上、中、下焦，尤其下焦气机，以致二便尤其是小便不通，诸症丛生，故其治法在开上、运中尤其是利下（二便）中始终坚持了麻黄汤、五苓散、八正散等方，并收到了预期效果。但在七、八诊时，由于病情显著好转，小便已转清长，但感排尿无力，考虑到本证原属实中兼虚之候，前期邪气盛实，自应以祛邪为先，后期邪气衰退，则当以扶正为先，故改用补中益气汤为主，七诊时合用了五苓散方，尿尚清长，八诊时去掉了五苓散方，小便又不利而浮肿复起，几至反胜为败，幸经九诊时即改投以五苓散加大黄，连服2个月，才达到了二便畅利，诸症全除的目的。

摘自：万友生．中国百年百名中医临床家丛书·万友生．北京：中国中医药出版社，2003：210.

案2 李克绍真武汤案

张某，女，59岁。

初诊于1977年8月2日。尿血已20余天，上腹部胀痛，偏右侧痛重，经注射青霉素后，血尿消失，但仍上腹部胀痛，乏力，怀疑为肾癌及多囊肾。经超声波、尿素氮、肾盂静脉造影、膀胱镜等多种检查，认为左肾功能重度损害，右肾功能中度损害，曾服过呋喃妥因及中药柴胡方数剂，无效。患者于8月2日经人介绍求诊。面色无华，精神疲惫，舌淡，脉大而弱。处方：生白术24g，茯苓12g，炮附子9g，生白芍9g，菟丝子30g，巴戟天12g，肉桂4.5g，陈皮4.5g，生姜2片。

二诊：上方服药3剂，症状显著好转，守原方生白术改为30g，茯苓改为15g。5剂。

三诊：上方药服完5剂，患者又自取5剂。1978年3月，拖介绍人追访，云患者已赴东北，自觉症状消失，未再反复。

【原按】

真武汤乃主治肾虚水泛之要方，具有温肾壮阳、壮气行水之功效。本案患者面色无华，尿血，舌淡，脉大而弱，为元阳亏乏，脾阳不振，气不固摄，血出尿道之证，选用真武汤方，温肾阳而健脾阳，助气以摄血，虽未用止血之品，却能达到止血之效，为中医所谓“见血休止血”之意也。

摘自：李克绍，李树沛，姜建国. 李克绍医学文集. 济南：山东科学技术出版社，2006：963.

案3 赵锡武吴茱萸汤、五苓散合肾气丸案

赵某某，女，44岁，已婚。

因反复浮肿，尿少已4年，近1月来加重。于1975年3月6日入院。患者4年前已出现腰痛，尿频，尿少，面部浮肿，经当地医院检查，尿内发现蛋白及红细胞、白细胞，经治疗好转。后因发高烧，腰痛加剧，又全身浮肿，尿内变化明显，曾用过四环素、新型青霉素、红霉素等治疗效果不明显，经常全身浮肿，尿少，下肢浮肿加重，恶心纳差，尿量每日840ml，尿常规蛋白（+++）。病人曾患过肠结核、肝炎、胃溃疡等病。入院时体温36.7℃，脉搏84次/分，呼吸18次/分，血压160/95mmHg。查体呈慢性病容，面部轻度浮肿，扁桃体不大，两肺（-），心率84次/分，律齐，未闻及杂音，肝脾未触及，腹水明显，有移动性浊音，腹围89cm、下肢浮肿明显。实验室检查：血白细胞计数4.3×10^9/L，血红蛋白6.4g/L，尿蛋白（++++），红细胞40~50个/HP，白细胞3~5个/HP，颗粒管型1~4个/HP，血非蛋白氮18.2mmol/L，二氧化碳结合力14.14mmol/L，钾3.36mmol/L，钙1.52mmol/L，氯化物176mmol/L，酚红试验42.5%，清蛋白/球蛋白比值1.05/2.17。眼底检查双侧视网膜病变。心电图窦性心律，大致正常。入院诊断为慢性肾小球肾炎（混合型），肾性高血压，继发性贫血。

治疗经过：患者入院后给予降压药、利尿药以及激素治疗，输过血浆蛋白、冻干血浆等，亦用过环磷酰胺，病情未见好转，出现尿毒症，意识蒙眬，恶心呕吐，尿少，四肢高度浮肿，腹水明显，腹围96cm，二氧化碳结合力29.1mmol/L，非蛋白氮103mg/dl，即加用可乐定、依他尼酸、三羟甲基甲烷，结肠透析等疗法，经几天后神志清楚，仍高度浮肿，血压170/110mmHg，由于尿量每日仅400ml，故加用呋塞米60mg静注后，尿量增至500~700ml。3天后又出现尿少，经治疗5个月25天，开始改由赵老主诊服用中药，仍维持泼尼松每日30mg。

当时症见头痛吐涎沫，腹胀大，小便短少，浮肿，心下逆满，无汗，脉象沉细，舌苔薄白，尿量每日 550ml，二氧化碳结合力 10.2mmol/L，非蛋白氮 36.9mmol/L，钾 4.36mmol/L，钠 132mmol/L，氯化物 179mmol/L，清蛋白/球蛋白比值 1.8/2.68，血红蛋白 6.2g，尿常规：蛋白（++++），白细胞 3~4 个/HP，颗粒管型 1~2 个/HP。脉证合参，赵老认为本证是清阳不升，遂致头痛作呕，先宜降逆化浊止呕为法。用吴茱萸汤和五苓散加味。处方：吴茱萸 12g，甘草 9g，生姜 15g，红人参 15g，白术 9g，猪苓 12g。茯苓 30g，泽泻 45g，桂枝 12g，大腹皮 15g，车前子（包）12g。3 剂。

二诊：头痛呕吐已减、肿胀未消，小溲短小、尿量每日 200~420ml，脉象沉细，舌苔淡白。乃阳虚水不化气，则腹大浮肿、尿少，拟温阳发汗利水之法。处方：甘草 9g，桂枝 12g，麻黄 9g，附子 15g，细辛 6g，防己 15g，知母 12g，吴茱萸 12g，黑、白丑各 15g，生姜 9g，大枣 7 枚（擘）。3 剂。

三诊：仍腹胀浮肿，小便短少，寸脉数，关尺沉无力，舌苔白润，食少泛酸，腹围 98cm，尿量增至每日 500~600ml。尿常规：蛋白（++++），白细胞 5~8 个/HP，非蛋白氯 19.99mmol/L，二氧化碳结合力 26.9mmol/L，血压 190/120mmHg。中医辨证乃下焦阳虚，肾气衰微，脾阳不振，水不化气，宜温养补脾，化气利水之法，除服泼尼松每日 30mg 外。处方：生熟地各 12g，丹皮 12g，山药 15g，泽泻 30g，山茱萸 12g，茯苓 24g，肉桂 9g（后下），白术 15g，制附子 12g，黄芪 60g，党参 60g，车前子 12g（包），瓜蒌 30g，黄连 4.5g，黑丑、白丑各 24g，当归 12g。连服 20 日，初尿量少，加用呋塞米 60mg 静注，尿量在 3 天之内增 600~800ml（每日）。三天后尿量每日 1200~1600ml，继续服用本方 20 天后尿量明显增加，每日 1400~1910ml，二氧化碳结合力 19.1mmol/L，非蛋白氮 16.7mmol/L，尿常规：蛋白（+++），白细胞 5~6 个/HP，颗粒管型偶见/HP。

四诊：患者感到食欲增进，仍有头晕心慌、疲乏汗出耳鸣、齿松，脉象弦细无力，尺弱，苔白，血压150/110mmHg，泼尼松减至每日20mg。中医辨证乃血虚肾亏所致，宜壮阳补肾，益气补血。处方：黄芪60g，党参30g，当归15g，炙甘草12g，熟地24g，巴戟天12g，淫羊藿18g，益智仁15g，菟丝子30g，白术12g，浮小麦30g，生牡蛎18g，山茱萸12g，生山药13g，沙苑蒺藜30g，肉桂6g，沉香6g（后下），连服10天。

五诊：心悸已除，汗出已止，体力增加，体重51kg，泼尼松减至每日5mg，二氧化碳结合力114%，非蛋白氮29.3mmol/L，钾4.31mmol/L，钠134mmol/L，氯化物169.2mmol/L，钙2.07mmol/L，血色素10.6g/L，尿常规蛋白（++）～（+），白细胞0~2个/HP，红细胞0~2个/HP，以后继续服用壮阳补肾，益气补血上方82天，病情稳定，月经复来（治疗过程中发生停经），腹水（-），尿量每日1650ml，血压120/80mmHg，停药出院。

【原按】

赵老对本例治疗经验有如下体会：第1阶段采用吴茱萸汤合苓桂术甘汤治其标。吴茱萸汤具有温中补虚，降逆止呕功效，适应于厥阴头痛，呕吐涎沫等症；苓桂术甘汤具有健脾渗湿功能，适应于中焦阳虚，脾失健运，症见心悸、气短、头眩等，本阶段用于慢性肾小球肾炎尿毒症初期头眩、呕吐等症。第2阶段采用消水圣愈汤加减，本方具有温养消水功能，适用于腹水、腹胀、尿少，本阶段用于慢性肾小球肾炎尿毒症腹水、尿少等症。第3阶段采用桂附八味丸、春泽汤、当归补血汤化裁，具有温阳补肾、益气利水之功，本法用于治疗慢性肾小球肾炎尿毒症血症亏证，对恢复肾功能，降低二氧化碳、非蛋白氮，提高血浆蛋白是否有益，可进一步商讨。其中桂附八味丸具有温补肾阳，适用于肾阳虚，气化不利，水湿泛溢，症见小便不利、腰重腿肿；春泽汤即五苓散加党参，五苓散具有化气利水，人参有益气生津之效，故适用于体液失调，小便不利，水饮内停之水肿；当归补血汤具有补气生血功效，适应于体倦、食少、疲乏。

呋塞米是一种较强的西药利尿剂，从本例来看，单独施用时尿量仅从400ml增至500~700ml，3天后又出现尿少，但呋塞米与肉桂、附子等温阳药并用则尿量明显增加（1000ml以上），并维持时间亦长。分析单用呋塞米不会维持这么久，而温阳药亦不会马上产生功效。本例尿量增多是否由于呋塞米冲击加上温阳药，促进尿量增多值得研究。本例黄芪用60g，在治疗中随着尿量增多，血压亦下降。说明黄芪用大剂量时对肾性高血压一样有降压作用。

摘自：朱世增．赵锡武论心脑病．上海：上海中医药大学出版社，2009：265-268.

案4　顾雨时肾气丸合黄芪建中汤案

徐某，患慢性肾小球肾炎、慢性尿毒症有年。

初诊时见患者面色憔悴虚浮，黄中带晦，人形瘦，全身畏寒，精神疲惫，胃纳颇差，小溲量少，夜尿次数短频，脉虚数无力，苔薄白，舌质淡。据此，证属脾肾之阳两亏，中宫生化无权。当时给予温肾健脾，以观其效。处方：制附块12g，瑶桂心3g，熟地10g（砂仁0.6g拌），怀山药30g，炙萸肉9g，怀牛膝9g，赤白苓各12g，党参12g，蒸冬术12g，仙茅15g，杜仲12g，泽泻15g，菟丝子12g。

二诊：7剂后，溲量较增，余均如前。此仍属脾肾两虚之候，治疗重心转移至着重调理中宫，建立中气，佐以淡渗。处方：党参12g，冬术9g，桂枝3g，白芍9g，炙甘草3g，大枣9g，饴糖30g（冲），金樱子9g，菟丝子9g，黄芪15g，泽泻10g。

三诊：连服7剂，精神转佳，睡眠安好，小溲量增多，纳食倍增，浮肿已不甚明显，面色灰暗有改善。据此症情，投黄芪建中汤意已合病机，原意损益续进，病情继续稳定，实验室检查各项指标逐渐好转。

【原按】

顾师治杂病，十分重视调理中宫。脾胃在五行属土，万物土中生。从人体生理现象看，脾主运化，胃主受纳，共为后天之本，气血生化之源；在病理情况下，脾胃更有其重要意义，《内经》有言“有胃则生，无胃则死”，故重视脾胃是治疗杂病非常关键的手段。脾胃功能恢复的程度，是决定疾病预后的重要标志。在常见虚劳病中，五脏虚证均可以补脾土作为主要的治疗措施，如心之阴、阳、气、血不足，肝阴、肝血亏虚之证，都可通过培补脾土使气、血、阴、阳来复而使心、肝二脏之虚损得到改善；肾之阴阳不足，犹可假补后天之脾土，以治先天之肾亏，所谓“补后天以治先天”；肺金之亏损，更应“培土生金”。以上种种都是因为脾胃得到调护而致使所损脏器得以改善，于此可见调理中宫的重要意义。运用调补“中宫”之法，顾师往往于当用方内结合四君子汤、六君子汤、香砂六君子汤等方。据顾师多年临床观察，运用此法，每可使患者精神振作，食欲增加，在此基础上反过来再治疗原来疾病，疗效有明显提高。

摘自：章济量．著名老中医顾雨时的医疗经验．上海中医药杂志，1983，(9)：3.

案5　李介鸣旋覆代赭石汤合大黄附子汤案

曹某，男，61岁。

初诊：1977年1月30日。主诉及病史（家属代诉）：患者自1957年患高血压，1966年又发现冠心病及肾炎，于1977年1月12日因急性下壁心肌梗死而入某医院，3日后出现小便量少及腹水、下肢浮肿等症，用氨苯蝶啶、呋塞米等西药无效，前日又开始呕吐。西医诊断为急性下壁心肌梗死、肾动脉硬化性肾功能不全。诊查：患者尿少腹胀，前日尿量仅20ml，喘促倚息，呃逆不止，时吐血沫，数日未进食，面色潮红，神志模糊，时有谵语，躁动不安。舌质红，苔黄腻，脉细弱而数。心电图：急性下壁心肌梗死。腹水征阳性，下肢浮肿（++），呕吐物有潜血。化验：血液尿素氮 31. 1mmol/L，二氧化碳结合力 17. 5 mmol/L。辨证：阴阳两衰，水液不化，浊阴上逆，胃气将绝。治法：和胃降逆，益气固元。处方：旋覆花 10g（布包），代赭石 10g（先下），半夏 9g，陈皮 9g，丁香 6g，伏龙肝 60g（先下），生姜 9g，砂仁 6g，三七粉 3g（分冲），另用白人参 15g 浓煎兑入，3 剂。上方先下伏龙肝煎汤代水，再入群药，收至 200ml，频频服之，日进 1 剂。另用大黄 30g，附片 10g，补骨脂 15g，煎水 300ml 灌肠，日行 1 次。

二诊：1977 年 2 月 2 日服上方药，3 剂呃逆止，神志渐爽，呕吐亦轻，呕吐物中无血沫，惟见喘息气促、心悸胸憋，小便量少，200 ~ 400ml/d；腹中胀满，虚烦不安。舌红，脉细数。胃气虽和，气阴大伤，津液将竭，气化不行，治宜益气养阴，通调水道。处方：生晒参 15g（另煎兑入），五味子 10g，麦冬 12g，车前子 30g（布包），三七粉 3g（分冲），猪苓 30g，黄芪 12g，仙灵脾 10g。4 剂，水煎服。另仍用前法灌肠，日 1 次。

三诊：1977 年 2 月 18 日。服药 2 剂后，诸症渐平，尿量增，日行 500 ~ 800ml，呕吐止，精神渐爽，已能坐起进食，偶见心痛胸憋。舌暗苔薄，脉弦细。前方加丹参 12g。生蒲黄 10g（布包），继服药 6 剂。停用灌肠法。

四诊：略。

五诊：1977 年 3 月 1 日。进药 10 余剂，胸疼基本缓解，能下地行走，饮食如常人，仅见气短乏力、大便微溏、腹微胀，尿量增至每日 1000ml 以上。舌苔薄白，脉弦滑。化验：血液尿素氮 7. 14mmol/L，二氧化碳结合力 27. 2mmol/L。方中加炒白术 10g，白蔻仁 6g，以健脾和胃。继服药 6 剂。1977 年 3 月 5 日患者病愈，带方出院。随访十数载。

【原按】

此例患者久病胸阳不振，阳损及阴，气阴大亏，气化失常。肺失输布，肾失蒸腾，脾失运化，三焦失其决渎，故而膀胱无尿，致使小便不出。阴阳俱损，神昏欲脱，浮阳外越，故而躁动不安。气血逆乱，血不归经，则吐血沫。中焦阻塞，水液不化，浊阴上逆，胃失和降，则呃逆呕吐、不能进食。脾胃者，后天之本升降之枢机，倘若胃气一败，百药难施，诸般病证纷至沓来。故当以保胃气、固本元为主。先用旋覆花代赭石汤和中降逆，并加大方中人参用量以保护胃气，培元固脱。另有大黄附子汤灌肠，旨在通腑降浊。二诊之时，浊阴下降、胃气渐和，然气阴仍亏，津液将枯，仍使肺肾气化不利，小便量少，故用生脉饮补益气阴；另用仙灵脾、黄芪益脾肾以助气化，从而使正气充足，津液得复，气化能行，水道通调，浊阴方降。三诊时，诸症向愈，然偶见胸痛，此痼疾胸痹之证，故于方中增丹参、生蒲黄以活血通脉，并随病情之缓解，逐渐转入对胸痹的治疗。

摘自：董建华，王永炎．中国现代名中医医案精粹（4）．北京：人民卫生出版社，2010：414-415.

案6　颜德馨小半夏加茯苓汤案

王某，男，27岁。

1982年7月21日入院。住院检查确诊为慢性肾小球肾炎，慢性肾功能衰竭。患者头晕，畏寒，五心烦热，口干不欲饮，乏力，精神委顿，便溏，日1~2次，小便浑浊，脉沉细，舌尖红、质紫。尿常规：蛋白（++），红细胞3~5个/HP，白细胞少许。血常规：红细胞数2.45×10^{12}/L，血红蛋白7.0g/L。血压160/70mmHg。肾功能：尿素氮25.27mmol/L，肌酐571μmol/L。辨证为脾肾俱虚，阴虚阳亢，久病血瘀，予补肾养阴，滋水涵木，健脾益气。处方以桂附八味丸加减。因浊邪较盛，又用大黄15g，六月雪30g，煎成100ml，保留灌肠，每晚1次。并用丹参静脉点滴活血化瘀，10天为1疗程。后因浊邪上扰，胃失和降，恶心呕吐频作，汤水难进，处方改以和胃降逆为主，予小半夏加茯苓汤合旋覆代赭汤。重用姜半夏至30g，呕恶不除。再用生半夏30g，先煎2小时，与生姜配合运用，再加伏龙肝煎汤代水镇吐。呕恶症状减轻后，逐步加用健脾之白术。饮食以低盐低蛋白为主，忌食肥肉及豆制品，多食水果。为加强泻浊之功，灌肠方中剂量逐步加至30~45g，并配合西药支持疗法。经治月余，肾功能好转，尿素氮降至17. 72mmol/L，肌酐降至452μmol/L，二氧化碳结合力正常，诸症均见缓解，治疗有效。用标本同治法，给予小半夏加茯苓汤合肾气丸，仍重用白术扶正，少加熟大黄缓泻泄浊，出院随访。

【原按】

本案病情较重，血液生化检查指标也较高，治疗分3个阶段，先以扶阳补肾，继以和胃降逆，后以降逆佐以补肾，助以气化。并配合灌肠法和静滴丹参注射液，饮食也加以调整。诸法合用，药随证转，故疗效较为满意。本例用药的特点是重用生半夏，既能降逆，又能化浊。另外是灌肠方中大黄量较大，患者正气虽虚，但浊邪也重，故倚重大黄。

摘自：史广宇，单书健．当代名医临证精华·肾炎尿毒症专辑．北京：中医古籍出版社，1988：303.

案7　黄文东大黄附子汤案

李某某，男性，42岁。

1975年4月13日初诊：1966年因左肾结石导致肾脏溃烂而全肾切除，1970年因右肾肿瘤而手术，以后肾功能欠佳。今年2月，感冒之后，出现恶心、尿少，当地医院诊断为“慢性肾小球肾炎尿毒症”，遂来上海治疗。经本市某医院先后用苯丙酸诺龙、丙酸睾酮、碳酸氢钠、氯化钾、抗生素、维生素等治疗，肾功能未见改善。最近检查：非蛋白氮94. 25mmol/L，肌酐318. 24μmol/L，二氧化碳结合力11. 90mmol/L。测血压150/90mmHg。

目前恶心呕吐，厌食，腹泻，小便不利，面色萎黄虚浮，倦怠乏力，头昏，腰酸，下肢浮肿，下午尤甚，有时四肢抽筋，胸肩酸楚。脉濡细无力，舌质胖淡。脾肾阳虚，气化不利，浊气上逆，胃失和降。病势沉重，不容忽视。先拟温肾益气，解毒和胃，大黄附子汤加减。处方：熟附子三钱（先煎），制大黄二钱，黑料豆五钱，党参三钱，白术三钱，山药三钱，生牡蛎一两，陈皮三钱，姜竹茹二钱。

二诊：连服22剂，呕吐已止，腹泻亦减，四肢抽筋消失，小便较前略畅。头昏，困惫无力，胸肩酸楚，舌脉如前。病情略有起色（非蛋白氮41.41mmol/L，肌酐433.16μmol/L，二氧化碳结合力14.73mmol/L）。再守原意。原方去山药，加丹皮三钱，制大黄改为三钱，黑料豆改为一两。

三诊：连服21剂。服药期间头晕恶心均减轻，精神好转，食欲进步，每餐可吃3两。5月24日检查：非蛋白氮45.70mmol/L，肌酐388.96μmol/L，二氧化碳结合力13.02mmol/L。5月31日复诊，胃纳尚可，头晕，胸部隐痛已减。（非蛋白氮43.55mmol/L，肌酐424.32μmol/L）。再守原意。熟附子三钱（先煎），制大黄三钱，黑料豆一两，萹蓄草四钱，党参三钱，白术三钱，茯苓四钱，当归三钱，陈皮三钱。

四诊：服用7剂后，已无恶心，纳食佳，胸腹部略感不适，翻身及咳嗽时隐痛，肢软无力，每日大便3~4次。非蛋白氮45.70mmol/L，肌酐353.60μmol/L，尿蛋白（+），红细胞0~1个/HP，白细胞0~1个/HP。处方：熟附子三钱（先煎），制大黄三钱，黑料豆一两，萹蓄草四钱，党参三钱，白术三钱，茯苓四钱，陈皮三钱，郁金三钱，丹参三钱。7剂。

【原按】

中医学文献虽无“尿毒症”的记载，但类似本症的描述却很丰富。《证治汇补·关格门》中说：“关格者……既关且格，必小便不通，旦夕之间，陡增呕恶，此因浊邪壅塞三焦，正气不得升降，所以关应下而小便闭，格应上而生呕吐，阴阳闭绝，一日即死，最为危候。”认为与“浊邪”壅塞三焦有关，与西医学所称“尿毒”遥遥相对。并指出本病到了阴阳闭绝阶段，最为危候，已认识到本病的预后，应该引起特别重视。本例患者左肾全切，右肾因肿瘤而手术，肾功能极差，初诊时，非蛋白氮高达94.25mmol/L。因脾肾阳虚，气化不利，以致腰酸、头晕、尿少、浮肿；由于浊邪上逆，胃失和降，以致呕吐、厌食。此乃本虚标实，虚实夹杂，属于危重的“关格”证。故用熟附子以温肾助阳；党参、白术、山药以益气健脾；制大黄配黑料豆以解毒，使浊邪得从二便中排泄出去；生牡蛎以潜阳，兼有制酸解毒作用；陈皮、竹茹以和胃降浊。据黄医师经验，尿毒症脾肾阳虚出现尿少浮肿，如用淡渗利湿之剂，于事无补，必须用附子合党参、白术之属以温补脾肾、助阳化气，或可取得一些效果。同时浊气上逆出现呕吐厌食，必须用制大黄合陈皮、竹茹之类以解毒降浊，对降低非蛋白氮有一定的作用。正如本案中患者病势危重，非一般健脾益气之剂所能奏效，故用大黄附子汤为基础方进行加减，温肾解毒，和胃降逆，使病情逐步转危为安。

摘自：上海中医学院附属龙华医院．黄文东医案．上海：上海科学技术出版社，2008：209.

案8　陈茂梧干姜黄芩黄连人参汤案

朱某，女，40岁。

患慢性肾小球肾炎尿毒症住院，经西医治疗半月效果不显，请陈老会诊，症见呕吐频繁，水入即吐，纳差，食后腹胀，大便泄泻，日3~4次，小便每日少于300ml，全身水肿，舌苔黄白相兼而腻，脉弦。陈老治以辛开苦降，予干姜黄芩黄连人参汤。处方：干姜10g，黄芩15g，黄连6g，党参20g。

二诊：1剂好转，2剂症大减，3剂能进食，吐泻止。守方加梓树夹(生梓白皮的果实)、铁扫帚各40g，黄芪30g，炙甘草10g，大枣12枚。出入50余剂，水肿渐消，饮食增加，二便自调，基本痊愈出院。

【原按】

此患以吐泻为主症，虽有全身水肿，但病机关键在于中焦脾胃不和，寒热格拒，气机逆乱。故治疗重在调和中焦寒热，枢转气机，达到了不治水而水自消的目的。

摘自：耿耕，马超英．陈茂梧治疗慢性肾小球肾炎的经验．辽宁中医杂志，1991，(10)：13.

案9 赵金铎小柴胡汤案

吴某某，女，25岁。

1978年2月28日初诊：患者12岁即罹患肾盂肾炎，拖延失治，病情视日有加。1977年9月，因浮肿，呕恶，两目视物不清而收住某院治疗，诊为慢性肾小球肾炎尿毒症，住院4月余，殆无疗效。因于1978年2月28日来我院门诊求治。

症见全身浮肿，两目视物不清，头晕目眩，胸闷呕恶，心悸气短，口苦咽干，大便秘结，小便黄少，两腿筋脉时感拘急抽搐。脉细滑，苔黄腻。临床化验：尿素氮36.67mmol/L，二氧化碳结合力16.08mmol/L，PBS 0%，中段尿培养，有金黄色葡萄球菌生长，诊断为慢性肾小球肾炎尿毒症。其病缠绵日久，气阴两伤，湿浊久蕴，郁而化热，病至寒热错杂，虚实互见阶段，治必急则治其标，以和解少阳枢机，调理脾胃升降之法，湿热浊邪得有出路为要。故用小柴胡汤加味以和胃降逆，清化湿浊。处方：柴胡6g，黄芩9g，半夏9g，党参9g，黄芪12g，白术9g，当归6g，大黄9g，竹茹9g，麦冬9g，石斛9g，败酱草30g，白茅根30g。

二诊：本方加减迭进，治疗3月，浮肿基本消退，精神日觉健旺，两目视物清晰，呕吐止，饮食佳，形体逐渐恢复。化验检查：尿素氮21.36mmol/L，二氧化碳结合力22.15mmol/L。小便增多，大便微溏，舌苔黄腻少津，脉象细滑而数，改用益气养阴，清利湿热之剂。仿清心莲子饮加减，标本兼顾，与服20余剂，病情稳定，欣然返里。

摘自：史广宇，单书健．当代名医临证精华·肾炎尿毒症专辑．北京：中医古籍出版社，1988：279.

结　语

慢性肾衰病情复杂，往往虚实相兼，脏气不足，浊邪泛滥，故当根据病情，明辨标本主从。正虚为主者当分脾肾阴阳补之，邪浊弥漫者，又宜根据病证采用渗利湿浊、降逆化浊、通腑泄浊等法。

万友生认为慢性肾衰为寒湿郁热闭阻上、中、下三焦所致，故其治法当开上、运中、利下并行，并以经方麻黄汤、五苓散合方组成麻黄五苓汤（麻黄、杏仁、桂枝、甘草、白术、茯苓、猪苓、泽泻），加八正散、大黄，用于治疗急、慢性肾功能不全小便不通，疗效显著。

赵锡武对尿毒症采用3阶段治疗方法，皆以经方为主：第1阶段用吴茱萸汤、苓桂术甘汤合方，温中降逆、健脾利水，主要用于慢性肾小球肾炎尿毒症初期头眩、呕吐等症。第2阶段采用消水圣愈汤加减，本方即经方桂枝汤去芍药加麻黄附子细辛汤加味而成，具有温阳消水之功，对慢性肾小球肾炎尿毒症腹水尿少有效。第3阶段采用桂附八味丸（肾气丸）、春泽汤（五苓散加党参）、当归补血汤化裁，温补脾肾、益气利水，对恢复肾功能有益。

顾雨时认为脾胃是治疗杂病非常关键的手段。虚劳病中，五脏虚证均可以补脾土作为主要的治疗措施。慢性肾衰见面色憔悴，形瘦，畏寒，神疲，纳差，舌质淡，脉虚数无力，可选用黄芪建中汤。

真武汤乃主治肾虚水泛之名方。李克绍认为，慢性肾衰患者，见面色无华、舌淡、脉弱，乃元阳亏乏，脾阳不振，宜用真武汤。黄文东强调，尿毒症脾肾阳虚出现尿少浮肿，如用淡渗利湿之剂，于事无补，必须用附子合党参、白术之属以温补脾肾，助阳化气。

对尿毒症而见关格，属于中焦阻塞，浊阴上逆，胃失和降者，可用旋覆花代赭石汤和中降逆，方中人参需重用以培元气、保胃气。戴希文认为终末期肾脏病，脾肾衰败，肾气将竭，有胃气则生，旋覆代赭石汤降逆止呕，兼有和胃养脾、安定中州之功。临证与六君子汤合用，一补虚一降逆，标本兼治，减轻患者胃肠道症状。颜德馨临证则合用小半夏加茯苓汤，其特点是重用姜半夏或生半夏，并同时使用生大黄制剂灌肠泄浊。

若浊邪壅塞三焦者，也可用大黄附子汤，方中熟附子以温肾助阳，制大黄解毒泄浊，并配伍陈皮、竹茹之类以降浊和胃。临床中，大黄附子汤通腑降浊也可灌肠给药。

寒热格拒，中焦脾胃不和，呕吐，水肿，重在调和中焦寒热，枢转中焦气机，可选用干姜黄芩黄连人参汤。

肾衰寒热错杂，虚实互见，当斡旋中焦，调整升降，呕吐、胸满、口苦、苔黄，可用小柴胡汤。

第五章 尿路感染

尿路感染是由于病原微生物侵犯尿路组织或黏膜所致的泌尿系统感染疾病。临床表现为尿频、尿急、尿痛，可兼有发热、腰痛等。该病多见于女性，临床分为下尿路感染（膀胱炎、尿道炎），上尿路感染（输尿管炎、肾盂肾炎）。肾盂肾炎是由病原微生物感染引起的肾盂炎症，属于上尿路感染。根据病程，本病临床又分为急性、慢性两型。急性肾盂肾炎多表现为腰痛、肾区叩痛、伴发热，及尿路刺激征症状。慢性肾盂肾炎由于炎症持续进行和反复发生导致肾盂损害，是导致慢性肾功能不全的重要原因。

本病属于中医“淋证”“腰痛”范畴。病位在膀胱，涉及肝、脾、肾诸脏，病理因素主要与湿热下注有关，日久则伤及肾脏，导致肾阴虚和（或）肾阳虚。

案1 陆长清麻黄连翘赤小豆汤案

彭某，女性，35岁。

2005年9月24日初诊：患者尿频、尿痛1月余。自诉于40余天前无明显原因出现尿频，尿痛，在私人诊所求治，予抗生素（具体不详）静滴5天，症状稍有缓解，停药后上症再发，早晨起眼睑浮肿，小便量如常，大便调，尿常规：尿蛋白（++）、隐血（+++）、尿白细胞（++）、白细胞，察其颜面无浮肿，两侧上输尿管点压痛（±），双肾区无压痛及叩击痛，舌质淡红，苔黄，脉细滑。诊其为下焦湿热之淋证（泌尿系感染）。治法清利下焦湿热，方拟八正散合麻黄连翘赤小豆汤。处方：瞿麦 12g，萹蓄 12g，金银花 15g，白茅根 15g，石韦 20g，王不留行 10g，女贞子 15g，墨旱莲 15g，麻黄 6g，连翘 15g，赤小豆 15g，仙鹤草 15g，侧柏炭 15g，甘草 10g，生薏苡仁 15g，菟丝子 15g。5 剂，日 1 剂，水煎服。

二诊：服药 5 剂后，小便利，便溏，纳食减少，腰酸困，尿常规检查：尿蛋白（+）、隐血（+）、尿白细胞（+）、白细胞 1～5 个/HP，舌质红，苔黄，脉细滑，治疗守前方案不变，拟方如下：瞿麦 12g，萹蓄 12g，金银花 15g，白茅根 15g，王不留行 10g，败酱草 20g，生薏苡仁 15g，菟丝子 15g，桂枝 6g，白术 10g，茯苓 15g，泽泻 15g，猪苓 20g，仙鹤草 15g。连服 5 剂后泌尿系感染治愈，随访半年未复发。

【原按】

方中瞿麦、萹蓄、金银花、石韦、王不留行清热利湿通淋；白茅根、仙鹤草、赤小豆、侧柏炭针对镜下血尿，清热凉血；女贞子、墨旱莲滋阴补肾，防病久伤阴。

摘自：贺兴东．当代名老中医典型医案集内科分册（下）．北京：人民卫生出版社，2009：964.

案 2　范中林四逆散案

周某某，女，40 岁。成都某厂工人。

病史：1973 年 5 月，患腰痛，小便不利。先后经两处医院检查：尿液混浊，有大量白细胞，少许红细胞，少量尿蛋白，血象白细胞计数增高。均诊断为肾盂肾炎。服中西药 3 月余，病势未减。同年 8 月来诊。

初诊：1973 年 8 月 29 日，近日来病情逐渐加重，小便短涩，频数，色黄，欲解不尽，点滴刺痛，并痛引小腹，腰痛尤甚。头痛恶寒，无汗，手足不温，面色略有萎黄，舌质淡红，苔薄黄。此为淋病，证属少阴，兼太阳伤寒之邪，交织蓄积。法宜先从太阳入手，发表散寒，开腠逐邪，以甘草麻黄汤加味主之。处方：麻黄 10g，甘草 30g，葱白 60g。2 剂。

二诊：头痛、恶寒明显好转，腰痛减轻，小便短涩、频数略减，余症如前。薄黄苔已退，太阳之寒邪已解，宜抓住少阴之枢，宣通气机，化引通腑，以四逆散加味主之。处方：柴胡 10g，枳实 12g，白芍 12g，甘草 3g，茯苓 30g，桔梗 30g。3 剂。

连服 3 剂，小便通畅，尿转阴性，余症皆平。1979 年 11 月随访，几年来坚持重体力劳动，病未复发。

【原按】

《金匮要略》云："淋之为病，小便如粟状，小腹弦急，痛引脐中"。本例小便频数短涩，滴沥刺痛，痛则腰酸，实属淋病之主要临床特征，而其基本病变为下焦气化不利，属少阴四逆散证。但本案为何首用甘草麻黄汤？少阴证虽有发汗之禁，复有淋家不可发汗之戒，但此例兼有太阳伤寒表实证，故不在此禁戒之例。少阴发汗之禁，乃指"病为在里"而言，一是少阴寒化，阳气已虚；一是少阴热化，阴虚内热。本例不仅表邪郁闭，阻滞气机，加重气化功能失调，而且此证虽属少阴，既非四逆汤证，又非热化证，病虽入里，而阳气未虚。虽属淋病，但既非湿热蓄于膀胱，又非膀胱津液先虚，实属少阴病四逆散证之阳为阴郁，气机不利。今首用《金匮要略》甘草麻黄汤，既可发表散寒，又能通利小便。重用甘草以托之、缓之。再加葱白，通上下阳气，调畅气机。故此方似峻而实稳，内外兼顾，以为前驱。后投四逆散加味，借少阴之转枢，并邪居内外之间，可进可退、时上时下之势，和解而分消之，病遂告愈。

摘自：范开礼，徐长卿．范中林六经辨证医案选．北京：学苑出版社，2011：130.

案3　吕仁和四逆散案

周某，女，27岁。因腰痛、尿频急1周来诊。患者全身乏力，口苦而干，胸脘痞闷，纳食不香，大便干结，小便短赤，舌红苔薄黄，脉弦数，两肾区有叩痛，肋腰点有压痛，已服用诺氟沙星5日，症状不减，尿检示红细胞满视野，白细胞15~20个/HP。证属邪毒内侵，中焦阻滞。在原有治疗基础上用加味四逆散加黄芩、连翘、生地榆各10g，石韦30g，生大黄10g（另包）。3剂后症状大减。又服5剂症状消失，尿检正常。

摘自：杨晓晖．吕仁和教授运用四逆散治疗肾系疾病撮要．辽宁中医杂志，1999，(9)：387.

案4　王永炎小柴胡汤案

罗某，女，36岁。

主诉及病史：5天前发现尿短、尿急、排尿不畅，溲黄，继之发热而尿频、尿急加重，尿道热涩疼痛，胁腹胀痛，恶心纳差。诊查：舌苔薄黄、中后部黄腻，脉弦滑数。查体温38.5℃；膀胱区轻压痛，血白细胞13.6×10^9/L，中性粒细胞82%，淋巴细胞18%。尿镜检白细胞15~25个/HP，红细胞0~3个/HP，蛋白（+），尿培养为大肠杆菌，西医诊断为泌尿系感染。辨证：证属膀胱湿热。治法：治用清热兼利湿热。处方：柴胡30g，黄芩15g，半夏10g，生姜3片，生甘草3g，黄柏10g，地榆15g。

二诊：服药3剂，体温恢复正常，尿频、尿急、尿痛锐减。

三诊：又服上方药3剂，症状消失，尿常规镜检转阴，尿培养也转阴。嘱再服上方药6剂以巩固疗效。

【原按】

小柴胡汤为少阳枢机之剂，和解表里之总方。少阳之气游行三焦，而司一身腠理之开合。柴胡味苦微寒，黄芩味苦寒。其治则正如《内经》谓："热淫于内，以苦发之。"故成无已认为："热气内传，攻之不开，而迎而夺之，必先散热，是以苦寒为主。"此例为湿热下注膀胱而见发热、溲黄、尿痛、排尿不畅，故以小柴胡加黄柏、地榆清利湿热，故而收功较速。

摘自：董建华．中国现代名中医医案精粹（2）．北京：人民卫生出版社，2010：435.

案5 周仲英柴胡桂枝干姜汤案

杨某，女，21岁。

病史：7月16日开始，形寒发热，测体温40℃，热势以上午10时左右，午后日晡之时为著，汗出不多，经某医院给予抗菌消炎药治疗，至今8日，身热未降，故住院治疗。症状：身热汗少，阵有恶寒，寒后则热势更甚，测体温40℃，但身热不扬，胸闷厌食，恶心欲吐，口中频频渗吐黏沫，口苦黏腻，渴不欲饮，头昏，尿少深黄，舌苔白嫩，脉濡数。检查：血白细胞10.40×10^9/L，中性粒细胞88%，淋巴细胞12%。尿常规：蛋白微量，脓细胞（+），上皮细胞少，颗粒管型少，胸透（-），肥达反应："O" 1:8，"H" 1:50，疟原虫（-），导尿培养3次，白色葡萄球菌，凝固酶（+），大便培养3次（-），血培养（-）。

治疗：先从暑湿外客，湿热内蕴论治，予芳化解表、淡渗利湿之剂，仿藿朴夏苓汤、香薷饮，继用连朴饮清热化湿，经旬效均不显。寒热起伏，热盛之前先有形寒，热势弛张于38~40℃，汗出热降，但仍然复升，胸闷，腹胀，小便黄，乃从湿热郁阻少阳，水饮内停，膀胱气化不利施治，用柴胡桂姜汤合五苓散、二妙散等方。处方：柴胡5g，桂枝5g，黄芩6g，干姜3g，猪苓12g，赤苓12g，苍术6g，黄柏5g，薏苡仁12g，泽泻10g，车前子10g（包），滑石10g，通草3g。

二诊：服药后汗出热降，体温在37~38℃之间，不复升高，自无热感，症状改善，考虑久病体虚，湿蕴不化，湿重于热，从原方加党参10g补气，并入甘草3g，法半夏6g，生姜2片，红枣3枚以和中，热得纯解，诸症消失。原意出入善后。血查白细胞5.6×10^9/L，中性粒细胞78%，淋巴细胞26%，小便蛋白微迹，脓细胞少。

【原按】

本治例邪热虽在少阳，但太阳余邪不尽，故既用柴胡、黄芩以和少阳，又用桂枝以太阳、少阳同治，因水饮内蓄，病在膀胱之府，症见恶心，口渗黏沫，渴不欲饮，尿少深黄，故合五苓散以通阳化饮利水，有别于原方水饮逆于胸胁，饮停津遏之用栝楼根、牡蛎以润燥生津，开结逐饮，因寒热并见，而以寒为主，故既取干姜佐桂枝以散寒，又取黄芩佐柴胡以除热。全方和解与温化并重，已非一般和解清利之法。

摘自：周仲瑛．经方的变通应用．南京中医药大学学报，2005，(4)：208.

案6　刘渡舟当归贝母苦参丸案

包某某，女，42岁。住北京朝阳区。

1994年6月22日就诊。尿急、尿频、小便时尿道灼热涩痛。尿检：白细胞10~16个/HP，红细胞3~4个/HP。某医院诊为急性泌尿系感染。服诺氟沙星等西药，效果不佳。伴腰酸，小腹胀，足踝部略有浮肿，心烦少寐，口干不欲饮，微咳，大便偏干，2日1行，小便黄，舌红，脉滑细。刘老辨证为血虚挟湿热下注。治当养血清热利湿。方用《金匮要略》之当归贝母苦参丸。处方：当归20g，浙贝母15g，苦参12g。7剂。

二诊：服4剂后，症状明显减轻，小便灼痛消失，排尿通畅，然足踝处之浮肿兼有腿重乏力未瘥。转方当归贝母苦参汤与防己黄芪汤合方，清热除湿之中并扶卫分之虚。处方：防己15g，黄芪20g，白术10g，茯苓30g，当归20g，浙贝母15g，苦参12g。又服7剂，诸症悉除，尿常规化验为阴性。

【原按】

本案为血虚湿热下注，又加上焦肺气不宣，上壅下闭，水道不利，湿无从出所致，故上有微咳、口干、心烦，下见尿频、尿急、尿痛。血虚不润，则大便偏干，此虚实夹杂之证。若徒用清利，则必伤津化燥，刘老以《金匮要略》“当归贝母苦参丸”养血润燥，清热通淋。本方原为“妊娠小便难”而设，方中当归养血润肠，贝母开郁结利肺气、通调水道，苦参清利膀胱之湿热。全方上下并调，标本兼顾。临床用于治疗妇人小便不利，其色发黄，尿道热涩，或见大便秘结，身发虚弱之证，屡有效验。

摘自：陈明等．刘渡舟临证验案精选．北京：学苑出版社，1998：116.

案7　谭日强当归贝母苦参丸案

唐某，女，38岁。

患者慢性肾盂肾炎急性复发。患者本人是医务工作者，3年前曾患有急性肾盂肾炎，经部队医院给服呋喃妥因、肌注庆大霉素等治愈。此次复发已1周，再用上药疗效不显。其症腰酸胀痛，尿频尿急，排尿点滴，灼热刺痛，伴有低烧，身体疲乏，食欲减退，舌苔黄腻，脉象濡数。此湿热之邪流注下焦所致，宜清热利湿，解毒排脓为治。用当归贝母苦参丸改作汤剂。处方：当归10g，浙贝母10g，苦参10g，加黄芪15g，金银花10g，连翘6g，赤小豆15g，鱼腥草15g，车前子10g，地龙10g，草梢10g。

连服20多剂，诸症消失，尿常规正常，尿培养阴性。

摘自：谭日强．金匮要略浅述．北京：人民卫生出版社，2006：373.

案8　赵锡武五苓散案

某女性患者，年30岁。

发热、腰痛、尿道灼痛、尿急短赤，脉数，苔黄微腻，质红，尿常规化验红细胞较多，乃下焦湿热，伤及阴络，气化失职，宜滋阴清热利湿，佐通阳凉血之品。处方：猪苓12g，泽泻12g，白术9g，云茯苓15g，桂枝9g，阿胶12g（烊化兑服），滑石12g，甘草梢6g，生地12g，血余炭9g，地肤子9g，芍药9g。服上方5剂后，烧退、尿道灼热痛消失，腰痛已减，尿常规化验红细胞消失。

摘自：朱世增．赵锡武论心脑病．上海：上海中医药大学出版社，2009：58-59.

案9　焦树德五苓散案

患者何某某，男，32岁。

初诊：1993年1月16日。主诉：尿频、尿急、尿痛半月余。现病史：患者于半月前始尿频、尿急、尿痛，排尿不畅，甚达20次/日，伴少腹不适微痛，自服导赤散、六味地黄丸等均无效。今日上午赴单位医务室，查尿常规：红细胞4~7个/HP。B超检查示：右肾中度积水，右输尿管下端阻塞原因待查，余未见异常，特请焦老会诊诊治。现症见：尿频、尿急、尿痛，右侧腰部略疼痛，且有沉重感，尿色深黄而量少，大便正常，口不渴，不欲饮水，纳食欠佳，夜寐尚可。既往史：否认肝炎、肾炎、结核病史，否认药物过敏史。个人史：吸烟10~20支/日，大量饮酒嗜好。查体：舌苔白厚，脉沉滑数。中医诊断：淋证。西医诊断：①泌尿系感染；②结石。辨证：平素大量饮酒，并喜食肥甘，湿自内生，久蕴化热。湿热下注膀胱，气化不利，发为淋证。治法清利湿热。处方：炒黄柏12g，萹蓄

18g，瞿麦 15g，茯苓 35g，猪苓 30g，泽泻 25g，乌药 12g，炒川楝子 12g，车前子 15g（包），广木香 6g，苍术 9g，怀牛膝 12g，川断 15g，金钱草 30g，炒内金 12g，海金沙 15g（包）。3 剂，水煎服。

二诊：1993 年 1 月 19 日。服上药 1 剂后，当晚尿痛即减轻，排尿亦较前通畅，腰痛亦减轻，服上药 3 剂后，症状基本消失，仅尿道口稍有不适感，舌苔略黄，脉沉略滑数。今日于北大一附院复查尿常规正常，B 超示：右输尿管口处结石（0. 5cm×0. 8cm），故再请焦老处方以巩固疗效。鉴于症情明显减轻，守方加减以巩固之。处方：炒黄柏 12g，萹蓄 20g，瞿麦 15g，茯苓 30g，猪苓 30g，泽泻 30g，乌药 12g，广木香 6g，车前子 15g（包），滑石块 12g，川断 18g，怀牛膝 15g，冬葵子 12g，金钱草 35g，炒内金 12g，炒黄芩 10g，海金沙 15g（包）。7 剂，水煎服。

追访：1993 年 4 月 5 日。患者未再复发上述症状，一直坚持工作，一切如常。再访：1994 年 1 月 10 日。一切如常，未再发作。

【原按】

患者尿频、尿急、尿痛半月余而就诊，据四诊所得，知其平素大量饮酒，并喜食肥甘，湿自内生，蕴久化热，湿热下注膀胱，气化不利发为淋证，治宜清利湿热为主，妙在方中用乌药一味，顺膀胱、肾之逆气，气顺，气化复焉则症状自消。

摘自：闫小萍．焦树德临证百案按．北京：北京科学技术出版社，2006：148.

案 10　岳美中猪苓汤案

高某，女性，干部。

患慢性肾盂肾炎，因体质较弱，抗病能力减退，长期反复发作，久治不愈。发作时有高热，头痛，腰酸，腰痛，食欲不振，尿意窘迫，排尿少，有不快与疼痛感。尿检查混有脓球、上皮细胞、红细胞、白细胞等。

尿培养有大肠杆菌。中医诊断属淋病范畴。此为湿热浸及下焦，法宜清利下焦湿热，选张仲景《伤寒论》猪苓汤。因本方为治下焦蓄热之专剂，淡能渗湿，寒能胜热，茯苓甘淡，渗脾肾之湿；猪苓甘淡，泽泻咸寒，泄肾与膀胱之湿；滑石甘淡而寒，体重降火，气轻解肌，彻除上下表里之湿热；阿胶甘平滑润，既能通利水道，使热邪从小便下降，又能止血。即书原方予服。处方：猪苓12g，茯苓12g，滑石12g，泽泻18g，阿胶9g（烊化兑服）。水煎服6剂后，诸症即消失。另嘱患者多进水分，使尿量每日保持在1500ml以上。此病多属正气已伤，邪仍实的虚实兼证类型，故嘱其于不发作时，服肾气丸类药物，以扶正而巩固疗效。

【原按】

猪苓汤能疏泄湿浊之气而不留其瘀滞，亦能滋润其真阴而不虑其枯燥，虽与五苓散同为利水之剂，一则用白术、肉桂暖肾以行水，一则用滑石、阿胶以滋阴利水，日本医生更具体指出治“淋病脓衄”。加车前子、大黄，更治尿血之重症。从脏器分之，五苓散证，病在肾脏，虽小便不利，而小腹小满，决不见脓血；猪苓汤理论上，病在膀胱尿道，其小腹必满，又多带脓血。

摘自：中国中医研究院．岳美中医案集．北京：人民卫生出版社，1978：16.

案11　万友生麻黄附子甘草汤案

姜某，女性，25岁。

1963年11月24日初诊：病人患慢性肾盂肾炎已1年多，近时加剧，头面四肢浮肿而下肢较甚，右腰酸痛，小便短赤浑浊如橘子汁。怯寒甚，间或微热，但不汗出。容易感冒，神疲肢倦，不思饮食，有时腹胀，自觉口臭，大便时结时溏而结时较多或带血。头昏，耳鸣，心悸，健忘，寐多噩梦而易醒，醒则再难入寐。舌根苔微黄腻，脉迟。投以麻黄附子汤合白茅根汤加味。处方：麻黄 3g，熟附子 6g，白术 6g，云苓 6g，白芍 6g，党参 10g，炙甘草 15g，干浮萍 10g，白茅根 30g，生薏苡仁 15g，赤小豆 15g。连服 6 剂，尿转清长，浮肿消退，腰酸痛除。口臭减轻，胃纳渐开，饮食增进，大便已转正常。精神见好，心不悸，耳不鸣，夜寐安。

复诊仍守上方再进以巩固疗效。

【原按】

本例水肿病情复杂，寒热虚实皆而有之，从其水肿而怯寒、脉迟来看固属寒湿，从其水肿而小便黄如橘子汁、口臭、苔黄来看则属湿热，从其怯寒、脉迟、神疲、肢倦、不思饮食、时有腹胀、大便时溏来看固属阳气虚，从其头昏、耳鸣、心悸、健忘、寐少、梦多、易醒、大便时结或带血来看则是阴血虚，乍看颇有目眩神迷之感，但细加分析，从邪方面看实为寒湿遏热；从正方面看却是阳气偏虚。故用麻黄附子汤以温补阳气，宣化寒湿，并合用白茅根汤以清热利湿。其中甘草倍于麻黄，是针对心悸而重用的。

摘自：万友生．中国百年百名中医临床家丛书·万友生．北京：中国中医药出版社，2003：207.

编者按：

白茅根汤组成为白茅根 30~60g，薏苡仁 15~30g，赤小豆 15~30g。

案 12　万友生禹余粮丸案

黄某，女性，19 岁。

1963 年 12 月 4 日初诊：病人久患慢性肾盂肾炎，腰痛，小便已阴疼，上午轻而下午重，持续约半小时自止，阴中灼热而尿色多清白（有时服药后色黄）。过去夏月病情加重而冬令减轻，今年则冬夏均剧。晨起口苦，并吐清水带白泡，白天神疲肢倦，手足冷，夜间寐少梦多，容易感冒，经常鼻塞，月经量少色淡而不易干净，白带多。投以《古本伤寒论》禹余粮丸方加减，处方：禹余粮15g，党参15g，五味子10g，云苓15g，生甘草30g，白茅根15g，桔梗10g，桑寄生15g，杜仲15g，续断15g。

二诊：连服2剂。腰痛及小便已阴疼大为减轻，尿后阴中痛持续时间缩短到3分钟左右。守上方再进14剂，腰痛全除，小便已阴疼基本消失，精神、睡眠、饮食、大便均已正常，手足回温，晨起口苦渐除，惟仍有时阴中灼热。

12月18日改方投以禹余粮24g，党参24g，五味子10g，云苓15g，生甘草30g，白茅根15g，冬瓜仁15g，西瓜子仁10g。患者自服改方后，肾盂肾炎即告痊愈。

【原按】

本例主症是“小便已阴疼”，故采用禹余粮丸方加减为治。《伤寒论》曰“汗家重发汗，必恍惚心乱，小便已阴疼，与禹余粮丸。”本条所谓“汗家”，是指平素多汗的体虚患者而言，“重”即重复的意思。本来多汗，又复发汗，所以说“重发汗”。汗家重发汗而现恍惚、心乱、小便已阴疼等症，可见是属少阴阳虚所致。因为恍惚心乱是心阳有虚脱之势，小便已阴疼乃肾阳衰微，内寒收引阴筋之象。由此不难推知，本症的小便可能是清且白的，脉象可能是微弱的，其恍惚心乱也可能是与声低息短的郑声同时出现。因此，本症治法必须温补固涩。禹余粮丸方虽失传，但从禹余粮主药来看，已符合本症治宜“涩以固脱”的原则，并可想见此方里面必配合大补阳气的药如人参、附子等在内。所以《古本伤寒论》禹余粮丸方由禹余粮、人参、附子、五味子、茯苓、干姜六药组成。《古本伤寒论》人多疑之，但此方则合理可用。由此结合到本例证治，其相同点：本例慢性肾盂肾炎而症见腰痛、小便已阴疼、尿色清白、神疲、肢倦、手足冷，显属肾气不足之候。同时容易感冒为卫虚不能固表，月经量少、色淡、不易干净为气虚不能摄血，白带多为气虚带脉不固，它与《伤寒论》禹余粮丸证是基本相符的，所以采用此方加减。其不同点是：本例肾气虽不足，但因内蕴湿热余邪，故虽小便已阴疼而阴中灼热，晨起口苦。因此，治法既应补涩其正，又须清利其邪。故用禹余粮丸方去附子、干姜的温热，加白茅根、冬瓜仁、西瓜子仁的清利，并加生甘草以补中清火，加桔梗以开肺治鼻塞，加桑寄生、杜仲、续断以补肾治腰痛。由于本例灵活运用禹余粮丸方尚得其宜，故获良效。

摘自：万友生．中国百年百名中医临床家丛书·万友生．北京：中国中医药出版社，2003：8.

案 13　龚丽娟肾气丸案

刘某，女，48 岁。

初诊：1983 年 11 月 25 日。慢性肾盂肾炎反复发作已有 5 年。尿培养大肠杆菌 1.0×10^5 菌落/ml 以上，长期用呋喃妥因、复方新诺明、庆大霉素等治疗。初起有效，反复使用已无效。服中药清热利水剂胃部不适，大便稀，小便反为涩痛不畅。面色㿠白，两目微浮，少腹坠胀，尿频量少不畅，日夜 20 余次，尿道无灼痛感；畏寒肢冷，腰部空软酸痛，食欲欠佳，大便不实，下肢轻度浮肿。苔薄白、质淡，脉细。小便常规：蛋白微量，脓细胞少许。中段尿培养：大肠杆菌多于 1.0×10^5 菌落/ml。中医诊断属于淋证范畴。此为脾肾阳气亏虚，膀胱气化无权，治法宜温肾健脾，益气助阳。处方：炙黄芪 15g，炒党参 12g，炒白术 10g，茯苓 10g，肉桂 3g（后下），怀山药 12g，杜仲 12g，川续断肉 10g，山茱萸 10g，菟丝子 12g，台乌药 10g，生薏苡仁 12g。

二诊：12 月 5 日。药后小便已畅，少腹坠胀减轻，目浮、下肢浮肿减退，食物觉香。大便不成形，日 1 次，小便仍频。苔脉如上，原方加减。

原方去薏苡仁、茯苓，加鹿角片 10g，枸杞子 10g。

三诊：12 月 20 日。小便次数明显减少，日夜 10 余次；腰部酸痛已缓，精神好转；苔薄白，脉细。投前方颇合，再加重其制。处方：炙黄芪 30g，炒党参 20g，炒白术 10g，山茱萸 10g，怀山药 12g，杜仲 12g，川续断 10g，菟丝子 10g，益智仁 10g，鹿角片 10g，枸杞子 10g，紫河车 10g。上药加减调理 3 个月，小便日夜 6~7 次；腰部酸痛不甚，疲劳后尚有不舒；面色已有红气；苔薄白，脉细有力。中段尿培养连续 3 次阴性，改投金匮肾气丸、五子补肾丸巩固调治。

【原按】

淋证初起，多属湿热实证，用清热利湿剂即可奏效，但巩固疗效尚需继续治疗，否则极易复发转成劳淋。本案发病后用西药抗生素治疗，未得彻底治愈，迁延 5 年，对多种抗生素均产生耐药性，长期菌尿。临床表现呈一派脾肾阳虚之候，并无湿热兼夹，故治疗从温补脾肾培本着手。前后调整 4 个月，脾肾阳气得复，正气充盛，病菌不治而灭。后按此原则治疗多例慢性肾盂肾炎长期菌尿者，多数有效。此系病者正虚不能胜邪，使病菌乘虚作祟，从温补或滋养脾肾治理，以增强其自身抑菌能力，不用苦寒抑菌药，病菌自除。

摘自：董建华，王永炎．中国现代名中医医案精粹（3）．北京：人民卫生出版社，2010：397-398.

结　语

尿路感染起病多属于实证，病久则虚实夹杂，因此，当辨证使用经方治疗。

如属于湿热下注者，宜麻黄连翘赤小豆汤；属于肝郁化热、湿热下注膀胱者，可选用小柴胡汤、四逆散。小柴胡汤为少阳枢机，和解表里之要方，方中柴胡、黄芩配伍辛苦开泄，不仅能解肌表之热，且能清内蕴之热；若见尿黄、尿痛，可加黄柏、地榆等清利湿热，收效尤速。

急性肾盂肾炎少阳证兼饮停阳郁，可选用柴胡桂枝干姜汤。药用柴胡、黄芩和解少阳，栝楼根、牡蛎开结逐饮，桂枝、干姜、甘草宣化停饮，透达郁阳。全方和解与温化并重，临证可合用五苓散。

若湿热兼有血虚及上焦肺热者，宜选用当归贝母苦参丸，方中苦参清利湿热，浙贝母清化水源，当归养血活血，有标本兼顾之效。

若湿邪较重，可选用五苓散，热重者加萹蓄、瞿麦、车前子、滑石，伴有结石加金钱草、鸡内金、海金沙、冬葵子等。方中肉桂行气之力较弱，可用乌药代替，温理下焦气机，恢复气化，症状自消。

尿路感染迁延日久，湿热留恋，肾阴不足者，宜用猪苓汤。

慢性尿路感染常见寒热夹杂，如水肿、畏寒、脉迟为寒，小便黄、口臭、苔黄属湿热，万友生认为其病机为寒湿遏热，当温补阳气为主，佐以清热利湿，如麻黄附子汤合白茅根汤。见小便已阴疼，可采用禹余粮丸方加减为治。《伤寒论》禹余粮丸有方名无药，万友生认为《古本伤寒论》禹余粮丸方合理可用，加白茅根等清热利尿，对尿痛有良效。

尿路感染慢性期肾气虚惫，需巩固疗效尚继续治疗，否则极易复发转成劳淋，治疗宜从温补脾肾培本着手，方用金匮肾气丸加减。方中茯苓、泽泻、丹皮清热利湿，熟地、山药、山茱萸、附子、肉桂温补肾气，有标本兼顾之效，临证可根据病情加减使用，个别病患则需要使用丸剂长期服用。

第六章 泌尿系统结石

泌尿系统结石是泌尿系统中形成的结石，包括肾、输尿管、膀胱和尿道的结石。尿中形成结石的物质如钙、草酸、尿酸等过多，尿酸碱度增高，尿路解剖结构异常，尿路感染等因素是结石形成的主要因素。临床典型者表现为腰痛、血尿，也可出现尿频、尿急、尿痛等症状，严重者可导致尿路梗阻和肾功能损伤。本病可通过B超、腹部平片明确诊断。

泌尿系统结石属于中医“腰痛”“淋证（石淋）”范畴。病位在膀胱，病机主要是湿热蕴结，肾阴不足，涉及肝、脾等脏。

案1 陈超桂大柴胡汤案

陈某某，男，36岁，工人。

1976年6月3日上午突然腰部剧烈绞痛，送县人民医院急诊，经检查诊为：右侧输尿管下段结石，肾绞痛。住院治疗5天，仍腰痛不止，5天5夜未能睡，虽注射止痛剂及服中西药物，均无效。6月14日特邀陈老会诊，诊见唇红赤，舌红苔黄厚，口苦，大便3日未通，脉弦数实。证属少阳阳明证，投以大柴胡汤去生姜加玄明粉。处方：柴胡、玄明粉（冲）各15g，黄芩、法半夏各9g，白芍18g，大黄12g（后下）。1剂水煎空腹服。服药后次日，患者自觉舒适，腰痛减，渐入睡，至晚上10时许起床小便时自觉有异物从尿道口排出，经检查为一黄豆大小之结石。此后诸症悉除，于6月17日治愈出院。随访至今未见复发。

【原按】

陈老中医临床辨证立法，遣方用药以中医理论为指导，对古方、经方灵活运用，随症加减，以证为主，不拘病名，有是证则用是方。并能中西互参，辨证与辨病相结合也是陈老的特点之一。他用大柴胡汤加减治疗泌尿系结石，临床表现为大柴胡汤证的患者每获良效。

摘自：王筠新，杨克炫，邹允沾．名老中医陈超桂学术思想简介．新中医，1987，(6)：12.

案2　邓铁涛四逆散案

罗某，男，25岁，学生。

因左上腹绞痛两天，于1967年11月1日入院治疗。患者前天晚上突发左上腹持续疼痛，阵发性绞痛，伴恶心欲吐，入院时自述2天未解大便，小便如常。查舌质稍红，苔薄微黄，脉弦数。左肾区压痛叩痛明显。尿常规：蛋白（±），红细胞（++），白细胞0~3个/HP。西医诊断：泌尿系结石并肾绞痛。中医诊断：淋证。辨证：下焦湿热。治法：清热利水通淋。处方：金钱草60g，海金沙15g，鸡内金15g，冬葵子15g，琥珀末4.5g（冲服），沙牛末1.5g（冲服），广木香12g（后下），柴胡12g，枳壳12g，白芍15g，甘草10g，大黄10g（后下）。每日1剂。入院当天及第5天晚上因绞痛剧烈，于痛处拔火罐后绞痛明显减轻，第6天小便时尿道刺痛，第8天小便时排出砂粒样结石1粒，之后症状消失（第11天腹平片示：沿泌尿道部位均未见明显不透X线的致密结石影），而于第13天痊愈出院。

【原按】

本例为泌尿系结石并肾绞痛，属中医淋证，证属下焦湿热，治以清热利水通淋。治疗泌尿系结石，邓老常用自拟三金汤加减以利水通淋，化石排石。基本方：金钱草30g，生地15g，广木香5g，鸡内金10g，海金沙3g（冲服，还可或琥珀末或沙牛末与海金沙交替使用），小甘草3g，木通9g。小便涩痛者加小叶凤尾草24g，珍珠草24g；血尿者加白茅根30g，淡豆豉10g，三叶人字草30g；气虚明显者加黄芪30g；肾阳虚者加附子、肉桂，或附桂八味丸加金钱草、琥珀末等。肾绞痛或腹痛甚可当即用拔火罐治疗。痛在上腹或腰背者罐口放在腰背部痛点处（罐口余部偏于下方），痛在下腹部者，罐放腹部痛点处。此法不仅能止痛，而且能使结石下移，以利排出。

摘自：邱仕君．邓铁涛医案与研究［M］．北京：人民卫生出版社，2009：161.

案3　岳美中猪苓汤案

施某，男性，53岁，印尼华侨。

1962年4月16日初诊：患者述2个月前，开始右侧腰痛，尿血，经某医院X线摄片检查发现，右侧输尿管相当于第3腰椎之下缘处，有约0.8cm×0.5cm大小的结石阴影。同年3月，又进行泌尿系统静脉造影，结石下移至骨盆腔，距离输尿管口约5cm，因来求诊。予以猪苓汤治之。处方：猪苓9g，茯苓9g，泽泻12g，滑石18g，阿胶9g。水煎服。

5月2日二诊：前方服14剂，小便血止，尿转短赤，仍腰疼。1周前，腹部平片检查，结石位置未动，因改服下方。处方：金钱草60g，滑石15g，石韦12g，冬葵子9g，海金沙12g，车前子12g，泽泻12g，茯苓9g。水煎服。上方服近20剂，结石排出，诸症消失而痊愈。

摘自：中国中医研究院．岳美中医案集．北京：人民卫生出版社，1978：5.

案4　王为兰猪苓汤案

杜某某，女，37岁。

初诊：1979年4月30日。主诉及病史：腰部剧痛，伴尿频、低热6小时。患者于10年前开始头痛，高血压数月，血压为150~130/100mmHg，治疗后正常。继而发现腰痛尿频，化验尿中有蛋白、脓细胞，即诊为“肾盂肾炎”。治疗1月余症状缓解，尿化验恢复正常，但10年来经常反复出现浮肿。于1971年9月又发生腰痛、尿频，查尿仍有上述变化，经连续6次细菌培养均为白色葡萄球菌感染，经住院治疗数日缓解出院。于昨日下午1时许突然发生肾区绞痛、发热，痛向臀部及左下腹部放射，持续3小时左右，痛时出汗，伴有尿频等症，以“肾盂肾炎”“肾绞痛”收入院，检查血压180/80mmHg，肾区叩击痛（+），肾盂造影：右肾及左肾均有绿豆到黄豆大小的结石。诊为“肾结石”“肾绞痛”“慢性肾盂肾炎”。入院后以庆大霉素加氯霉素、红霉素等治疗16天，疼痛未能缓解，遂请中医会诊。望其面色灰白，自述腰部疼痛剧烈，呈阵发性绞痛，每日4~5次，持续15~30分钟，小便频、色赤，大便干。诊查：舌质淡红，苔薄白，脉沉弦兼涩滞。辨证：肾阴虚损，湿热郁阻。治法：清热渗湿，通络止痛。处方：金钱草30g，石韦15g，海金沙12g，滑石12g，杜仲12g，阿胶29g，猪苓9g，云茯苓15g，泽泻15g，车前子15g（包煎），甘草6g。

二诊：7月24日。服药6剂后，腰痛仍未缓解，头晕乏力。守上方加金钱草用量至250g，加当归12g，木香6g。

三诊：7月30日。继服上方药6剂后，于昨日晨起腰痛剧烈，痛时难忍，出冷汗，午时小便即排出黄豆大结石1块，于下午至今晨腰痛仍未减，仍以上方药继服。

四诊：8月7日。服上方药6剂后，在4天前下午腰部剧烈疼痛后，于夜间小便又排出小米粒大小结石1块，腰痛仍未减轻。舌质淡红，苔净，脉沉弱滞涩。仍宗上方加减。处方：金钱草150g，石韦15g，海金沙15g，车前子30g（包煎），杜仲15g，牛膝9g，木香6g，猪苓9g，泽泻15g，滑石 12g，阿胶 12g（烊化），当归 12g，甘草 6g。

五诊：8 月 13 日。服上方药 6 剂后，于 9 日和 12 日在腰部疼痛后，分别在尿中排出如小米粒大小结石 1 块，从此腰痛减轻，痛的次数亦减少。仍以上方去猪苓、牛膝，加党参 15g。

六诊：8 月 20 日。又服上方加减 6 剂药后，于 17 日下午又排出砂粒大小结石 5 块，质疏松，腰痛逐渐减轻，但感全身乏力。舌质淡红，无苔，脉沉弦。仍服上方药 6 剂，腰痛等症悉除，于 27 日出院。嘱出院后继服金匮肾气丸，以巩固疗效。

【原按】

《医宗必读》谓“尿中之砂，如汤瓶在火中，底结白碱也”。此病因于湿热，肾、膀胱气化不利，砂石阻于尿道。王老用金钱草、海金沙、鸡内金、石韦通利尿道而化结石，其在下者引而竭之。本例肾阴虚而湿热郁阻见尿血，故又主以猪苓汤，育阴而利湿，通利而不伤阴。王老治泌尿系结石，金钱草用量特大，本例用至 250g。

摘自：董建华，王永炎．中国现代名中医医案精华（六）·王为兰．北京：北京出版社，2002：758.

案 5　董廷瑶真武汤案

周某，男，9 岁。

1993 年 9 月 4 日初诊：1989 年发现肾结石（泥沙样）后，手术除石。1993 年又因血尿，做两肾静脉造影，见有结石、积水，再次手术，至今仍未根除。刻下形体虚浮，汗出淋漓，小溲涓滴不利，腰肾时痛，面色灰暗，舌质淡白，苔薄滑润，两脉细弱，病程太久，症情复杂，病乃肾阳虚耗，气不化水兼有积石阻滞，水道不利，水饮内停，治疗属难。先拟益气温阳利水，真武汤加味主之。处方：淡附片 5g，茯苓 30g，生白术 10g，大白芍

20g，怀牛膝9g，炙黄芪10g，防风6g，车前子15g，生姜3片。14剂。

二诊：药后形神面色较润，精神亦振，是阳气来复，小溲时短时长，并有沉淀，胃纳尚可，大便次多，舌仍淡白苔润，两脉沉细软弱。B超复查尚有1cm×2cm大小右肾结石数粒。病情好转，水运尚差，再次原意加味。处方：茯苓30g，焦白术10g，淡附片5g，生姜3片，炙黄芪9g，仙灵脾10g，炒白芍15g，怀牛膝10g，车前子15g（包煎）。14剂。

三诊（10月2日）：小溲有芝麻样细粒泻下，尿已通畅，时有沉淀，舌苔转净，大便已调，纳和面润，阳气转运，再拟调补。处方：党参9g，焦白术10g，茯苓30g，清甘草3g，仙灵脾10g，川断10g，杜仲10g，淡附片3g，山茱萸10g，枸杞子9g，怀牛膝9g，车前子10g（包煎）。14剂。

四诊（11月5日）：据诉又下芝麻样细沙4粒，小溲色清，一昼夜尿量约3000ml，脉细有神，纳可便调，阳虚汗多，舌淡无苔，脾肾两虚，再拟温阳敛汗。处方：炒黄芪30g，防风6g，焦白术10g，制附片5g，熟地15g，龙骨15g（先入），山茱萸6g，党参9g，茯苓30g，炙甘草5g，牡蛎30g（先入），炒怀山药10g，糯稻根10g。14剂。

五诊（11月18日）：药后阳复汗减，舌质转淡红，小溲时混，睡眠不安，两脉细而有力。B超右肾积水已少，两肾未见结石，兹拟调补。处方：炒黄芪30g，焦白术9g，党参9g，茯苓20g，清甘草3g，炒怀山药10g，炒薏苡仁15g，炒枣仁10g，怀牛膝10g，杜仲10g，川断9g，车前子9g（包煎）。14剂。

【原按】

患儿经西医诊断右肾结石（泥沙样）、肾盂积水，经2次手术治疗，并服各种西药，1年多来，复查之下，病仍依然，反见形神萎靡，面目浮肿，腰肾病情沉重，从中医角度分析，乃因肾气亏耗，整体极度阳衰，阳不济阴，不能运水下输，沙石更无出路。此非一般常法所能见功，考虑：

张仲景《伤寒论》有“真武汤”一方，可温阳利水，就即用此方，再加牛膝、车前子两药以协助之，且加重生姜以温通，服7剂后，尿量见多，沙石数枚下于瓷盆中，形色稍振，药症即合，续以原法出入，连服数十剂，沙石俱下，再以调元培本，沙石去进而安，病情向愈，其后随诊已入学读书。

摘自：董廷瑶，王霞芳，邓嘉成．中国百年百名中医临床家丛书·董廷瑶．北京：中国中医药出版社．2001：225.

案6　岳美中肾气丸案

马某，男性，44岁。

因患右眼视网膜广泛剥离症，曾数次住院。1963年5月，在某医院住院期间，突然发生右侧腰痛，呕吐。尿常规检查，有多数红细胞。当时认为泌尿系感染，采取一般治疗而缓解。此后腰疼经常发生，痛时尿少而频，尿中红细胞逐渐增多，直至形成肉眼血尿。因此，于1964年9月2日该院放射科做泌尿系统静脉造影及腹部平片，发现右侧输尿管第2、3狭窄部之间，有0.6cm×0.4cm大小及0.1cm×0.3cm大小之结石2块，成竖列，已经引起肾盂积水。数日后，又摄片，发现积水逐渐发展，结石未移动。

1964年10月8日初诊：患者述近日腰无剧痛，小便有频数意，但是尿量不多，色黄，食欲不振，大便正常。望其形躯硕大，气色尚佳，舌苔白腻。切其脉虚，两尺短，虚短皆为不足之证，而尺短尤为肾气不足。腰为肾之府，肾虚故腰痛，肾气虚，不能化气行水，故肾部积水而小便不利。小便短而黄，是下焦有湿热之象。此与《诸病源候论》谓砂石淋为肾虚而膀胱热者正和。当时，患者眼疾正盛，视物模糊不清。《灵枢·大惑论》云：“五脏六腑之精气，皆上注于目而为之精。精之窠为眼，骨之精为瞳子。”眼与肾之关系至为密切。若置其不顾而专攻结石，恐为眼疾害。

故当时未予处方，建议先请中医眼科诊治，视其治疗趋向，而决定结石之用药。

10月10日：中医眼科会诊，予疏香砂六君子汤，足知温补之剂与眼疾不背，乃为疏济生肾气丸作汤用，温补肾阳，加清利药以祛膀胱湿热。处方：砂熟地9g，怀山药9g，山茱萸9g，粉丹皮9g，云茯苓12g，建泽泻12g，怀牛膝12g，车前子12g（布包），炮附子4.5g，紫油桂4.5g，金钱草30g，生薏苡仁12g。水煎服，日1剂。

12月21日二诊：上方连续服用50余剂，服用至30余剂复查，X线腹部平片，与以往照片对比，结石下移1.5cm。腰痛减轻，小便仍黄，排尿时尿道有刺激感，脉沉细，但腰未剧痛，为肾气渐复之象，复则有力鼓动结石下移。然脉沉而细，肾阳尚属不足，乃于前方增加强肾温阳之品。因小便仍黄，清热利湿之药不减，更加重金钱草为120g。处方：砂熟地9g，怀山药9g，山茱萸9g，粉丹皮9g，云茯苓12g，建泽泻12g，怀牛膝12g，车前子12g（布包），炮附子4.5g，紫油桂4.5g，金钱草90g，生薏苡仁12g，鹿角胶9g，巴戟肉6g，淫羊藿9g。水煎服，日1剂。

三诊：1月23日、2月9日两次X线拍片，均未见结石存在。然而小便中始终未见结石排出。可能为结石分解成细砂排出，故不易被人发现。考其病史，患阳痿2年余。张景岳谓阳痿者，火衰十居七八，更证实接治之初，诊断为肾阳虚之不足。顷切其脉，已见有力，结石既去，湿热已除，停服汤剂，以丸药缓缓图治阳痿。桂附地黄丸，早晚各服9g，白开水饭前送下，坚持常服。鹿茸9g，蛤蚧尾9g，研为细末，临睡服0.3g，白开水送。

【原按】

一般治疗尿结石症，都采用八正散、石韦散加减成方，以利湿清热，促进结石之排出，很少有用金匮肾气丸加味以施治者。古籍中虽有所提出，但未见治验之纪录。此案根据脉象并结合眼科以温补治目疾的措施，用紫油桂、附子、巴戟天、淫羊藿等温热之品，以温阳强肾，收到结石化解消于无形的成效。

摘自：中国中医研究院．岳美中医案集．北京：人民卫生出版社，1978：9.

案7　胡翘武吴茱萸汤合当归四逆汤案

黄某，男，38岁。

小便淋涩不畅，时或尿血，伴腰酸疼痛两周，3月前上述症状曾发1次，摄片诊断为左侧输尿管下端结石，经解痉剂缓解。此次发病欲意中药排石以杜后患，某医予八正散加味14剂，诸症依然。转诊余时见其面色青晦，目光暗淡，自云睾冷丸缩，尿道涩痛，左腹时有抽掣样疼痛，腰膝酸软，四末厥冷，舌淡暗润，苔白薄，脉弦紧。一派阴寒之邪凝滞厥阴之络，苦寒清泄之方岂堪频投，治当辛热之剂温散厥阴寒凝，甘温之品助益肝经气阳，使体温用达而奏疏运水道、气化膀胱之效，遂拟吴茱萸汤合当归四逆汤化裁。处方：吴茱萸10g，桂枝10g，当归10g，细辛6g，炒白芍15g，炙甘草6g，党参10g，乌药10g，小茴香15g，红枣5枚，生姜10g。

二诊：3剂腹痛止，睾冷丸缩除，手足转温，尿血未见，药证合拍，毋庸更章，继予原方加木贼草12g。7剂后竟排出如黄豆大小之褐色结石1枚，诸症至此痊愈。

摘自：史广宇，单书健．当代名医临证精华·肾炎尿毒症专辑．北京：中医古籍出版社，1988：24.

结　语

尿路结石一般初起为实证，宜通淋排石，日久病多兼虚象，甚至以虚证为主，此可宜攻补兼施或补虚助气化，使结石得以运化。

尿路结石由少阳阳明里热炽盛，蕴结下焦所致者，宜大柴胡汤，加用玄明粉软坚散结，通便泄热，本证也可用四逆散加减。因下焦湿热，故宜合用清热利水通淋之品。

湿热伤及肾阴，尿血者，可用猪苓汤，临床为了增加排石效果宜合用《证治汇补》石韦散，并加金钱草、海金沙等排石通淋药。治泌尿系结石，金钱草用量宜大，常用量 30~120g，王为兰认为可根据病情用至 250g。

结石日久，或屡经治疗，病见形神萎靡，腰酸沉重，小便频数尿量不多，脉虚两尺尤甚者，属于肾气亏耗，宜真武汤、肾气丸等温阳利水，肾虚较重可加巴戟天、淫羊藿、杜仲等温补之品，以温阳强肾，为调高排石效果，可加牛膝、车前子、金钱草等，但仍宜慎用清利通淋之品。

肝经寒凝，证见少腹、睾丸冷痛，脉弦紧。宜吴茱萸汤、当归四逆汤治疗。

第七章 前列腺病

前列腺病包括前列腺炎和前列腺增生（肥大）。前列腺炎是指前列腺特异性和非特异性感染所致的急慢性炎症，可能与病原体感染、炎症、盆底神经肌肉活动和免疫异常等原因有关，临床表现为尿频、尿急、尿痛等尿路刺激征症状。前列腺增生症，又称前列腺肥大，是老年男子常见疾病之一，与人体内雄激素与雌激素的平衡失调有关，临床表现除尿路刺激征症状外，尚有排尿困难、夜尿多等，可通过超声检查确诊。

前列腺炎属于中医“淋证”，前列腺增生属于中医“癃闭”，本病病位在肾、膀胱，病理因素主要涉及湿热、瘀血。

案1 盛国荣猪苓汤案

林某，男，70岁，干部。

1991年9月10日初诊：患者于7月底因外感风寒，咳嗽痰多，气喘，经治疗感冒及上呼吸道症状减轻，但感小腹胀满，小便不通，下肢水肿，大便秘结，经住某医院检查治疗，诊断为前列腺肥大。用导尿法，小便通则水肿消退，如拔去导尿管则癃闭，水肿发作，而来求诊。患者小便涓滴不通已20多天，须用导尿管以排尿。脘腹胀满尤甚，精神疲乏，食欲不振，口干不喜饮，大便秘结，下肢轻度浮肿，舌质红，舌根部苔黄，脉细数。证属下焦湿热，水热互结，膀胱气化不行。拟清热化湿，育阴利水。方用猪苓汤合八正散化裁。处方：沙参、茵陈、滑石、茯苓、车前子各15g，薏苡仁30g，猪苓、泽泻、萹蓄、麦冬各9g，甘草4g。水煎服。

9月8日二诊：药后小便量少，仍依赖导尿管，舌脉同上。窃思肺为水之上源，主肃降，通调水道，下输膀胱。因患者素有咳喘病史，此次病起于外感风寒，乃致上焦肺气不宣，而下焦湿热瘀滞，上下失调则尿闭不通。乃遵前人“上通下利”之旨，于上方加桔梗、薄荷各6g，以宣肺开窍。

三诊：上方服6剂后，小便稍利，但感排尿乏力，仍需配合导尿，院方建议手术，但患者仍要求中药治疗。二诊时兼以治肺，已略见效，因患者年老体衰，自觉排尿乏力，即于开宣肺气之中兼投以益气生律的生脉散，另用西洋参5g，五味子6g，麦冬10g，水煎服，配合上方服用。

四诊：配服生脉散后，自感小便有力，已无须导尿，小便通畅，腹胀满大减，纳食亦增，精神较佳，惟感大便干燥。嘱按三诊。处方：续服6剂，另以草决明研粗末，每次15g，开水冲服。

五诊：大小便调畅，眠食均佳，继以生脉散化裁，并略进清补即安。

【原按】

本例患者根据临床症状，辨证为下焦湿热蕴结无疑，治疗采用清热利湿为主，但药后疗效不著。以古人“上通下利”之旨，配以宣肺开窍之后，始见效验。后因考虑患者年老体弱，肺气亏虚，加用生脉散益气生津，使肺气充则水道通，膀胱气化得利，小便则通畅无阻，亦提壶揭盖之法也。可见前列腺肿大引起的癃闭，虽为器质性病变，但却从“气”而治，竟然起到意想不到的效果，足见“气行则水行”理论的临床指导意义。

摘自：王长荣．中国百年百名中医临床家丛书·盛国荣．北京：中国中医药出版社，2002：93.

案 2　门纯德大黄牡丹皮汤案

段某，男，40 岁。

患前列腺炎，少腹及会阴深部隐隐作痛，痛连外生殖器及睾丸，小便不利，淋浊，大小便时疼痛加剧。令服大黄牡丹皮汤，加金银花 15g，白果 9g。3 剂，水煎，饭前服。服后疼痛减轻，大便稀薄，便时已无痛感。再以上方加石菖蒲 9g，车前草 6g，赤芍 9g 治之，小便利，淋浊止，诸痛基本消失，调理而愈。

摘自：门纯德．名方广用．重庆：科学技术文献出版社重庆分社，1990：11.

案 3　傅宗翰桃仁承气汤案

程某，男，70 岁。

主诉及病史：年已古稀，溲解不畅，次频势急，茎中作痛，尿有中断，努挣难出，少腹拘急，5 日未得更衣，肛门坠胀不适。曾服西药已烯雌酚无改善。诊查苔中根黄腻。肛门指检示前列腺肿大如鸡卵，右叶明显，中央沟变浅。尿检：蛋白（+），红细胞（+），脓细胞（+++）。两乳增大如馒头，自觉痛苦之至。辨证为湿热阻滞，瘀血凝结，膀胱不利，腑气不通。治以清热逐瘀，利尿通腑，方选桃仁承气汤加味。处方：桃仁 6g，大黄 6g（后下），桂枝 5g，甘草 3g，风化硝 6g（后下），土牛膝 12g，蒲公英 12g，车前草 12g，赤芍 10g。3 剂。

二诊：3 日后复诊时诉，服头煎药后 2 小时，解出大便半痰盂，小便随之而出，尿中黏液甚多，少腹拘急顿减。遂以上方增赤茯苓 12g 再进。

患者连服上方药，坚持半年，症情改善显著，多次复查尿常规蛋白极少，脓细胞少，肛诊前列腺缩小，横径 3. 5～4cm，中央沟清楚，两乳大亦消平如常。

【原按】

前列腺增生，为最常见的老年疾病之一，常缠绵难愈，痛楚亦大，能造成严重后果，并常伴感染，甚至损害肾功能而导致死亡。本例系瘀热阻滞，膀胱不利，腑气不通为主，施以清热逐瘀，利尿通腑，方选桃仁承气汤加味，竟能获如此之速效。

摘自：董建华．中国现代名中医医案精粹（1）．北京：人民卫生出版社，2010：184.

案4 门纯德温经汤案

阎某某，男，62岁。

1964年8月7日初诊：患者会阴部胀痛3月余，伴有排尿困难、尿频、尿痛等症，入院治疗。经直肠指诊，前列腺充血增大、压痛，诊为前列腺炎。中西医治疗月余不效，邀余诊之。诊见形体消瘦，情绪低沉，脉沉而细，舌淡苔白。自诉会阴部隐痛不休，痛引少腹，腰酸重。每与热水坐浴，少得舒适。辨此为下焦虚寒，瘀血阻滞。处方：吴茱萸9g，当归12g，生白芍9g，川芎6g，党参15g，桂枝9g，阿胶10g（烊化），丹皮6g，麦冬9g，半夏6g，生姜9g，炙甘草6。水煎服。

二诊：服用5剂，诸痛大减，精神好转。又拟上方与当归生姜羊肉汤二方各服5剂，此症渐愈。

【原按】

慢性前列腺炎是男性泌尿生殖常见疾病之一，且中老年居多。久患此病，下焦气血瘀阻，往往误用清热解毒及抗生素类，使其局部瘀滞加甚。其本乃属血滞寒凝，固多采用温经汤，温经散寒，养血祛瘀。

摘自：门纯德．名方广用．重庆：科学技术文献出版社重庆分社，1990：100.

案5 王琦桂枝茯苓丸案

患者，男，81岁。

初诊：2009年2月8日。主诉：前列腺增生10年，伴有排尿困难，尿无力，尿等待，夜尿频，舌淡暗，苔薄，脉细涩。证属瘀血阻络，治以活血通络，软坚消癥，用桂枝茯苓丸加减

处方：川桂枝12g，茯苓15g，牡丹皮10g，赤芍10g，桃仁10g，莪术20g，三棱10g，昆布20g，海藻20g，炙水蛭6g，泽兰叶15g，乌药20g。水煎服，连服21剂。

二诊：病人服用化瘀软坚散结之剂，排尿困难、尿无力、尿等待等症都有所好转，但夜尿仍频，考虑病人年事已高，原方加益气通络之品，上方加生黄芪30g，炮山甲10g，地鳖虫10g，川牛膝15g，鸡内金10g。连服21剂。

三诊：病人自述服药后夜尿由3~4次减为1~2次，排尿困难进一步改善，效不更方，原方继进，上方减三棱、昆布、海藻，加地龙10g，川芎20g，同时单用琥珀粉3g，沉香末3g，用蜂蜜调服。21剂，水煎服。

【原按】

由于前列腺增生压迫尿道，形成梗阻，并导致排尿困难，甚至小便不通，所以属于中医的“癥瘕”范围，当属血瘀证，也符合中医“血瘀水道不利”的理论。血瘀贯穿于良性前列腺增生病程的始终，是其发生、发展的病理基础。针对其瘀血阻塞尿路的病机，故用具有活血化瘀、消癥作用的桂枝茯苓丸改为汤剂治疗本病，同时配合具有很强活血散结作用的莪术、三棱、海藻、昆布、炮山甲、地鳖虫、水蛭进一步消散瘀血败精，通利水道。在治疗本类疾病中，王琦教授更注重“通”和“消”，紧紧抓住发病机制和病理变化，强调辨病论治，以“病”为核心，注重扶正与祛邪

的关系，同时注重药对和专药的使用，诸药合用，层次分明，瘀血得化，水道得通，从而诸症渐除。

摘自：李东．王琦教授治疗良性前列腺增生的经验．中华中医药杂志，2011，(2)：287.

案6 冯世纶柴胡桂枝干姜汤合当归芍药散案

张某，男，36岁。

2007年7月21日初诊：患慢性前列腺炎多年，四处求医反复不愈。自诉小腹部疼痛连及睾丸，伴早泄，腰部及左膝困痛，下身畏凉，每日夜尿3次左右，大便溏薄。素有胃部冷痛，畏风，耳鸣，小便灼热，口干略苦。近日晨起喉中有黄痰，舌淡胖，苔黄厚腻，脉弦细数。辨证属邪郁半表半里，寒饮内停，血虚水盛。治以和解半表半里、温化寒饮、活血利水为法，药用柴胡桂枝干姜汤合当归芍药散加味。处方：柴胡12g，黄芩10g，花粉12g，生龙骨、生牡蛎各15g，桂枝10g，干姜6g，白芍10g，当归10g，川芎6g，茯苓12g，泽泻12g，炙甘草6g，车前子15g（包），小茴香10g。

二诊：5剂，每日1剂，水煎服。5剂后，腰部困痛、小腹胀痛减轻，口干苦、小便灼热感基本消失，夜尿1~2次，喉中仍有痰。继服上方加减治疗1月余，诸症消失。

【原按】

慢性前列腺炎临床症状复杂，治疗时必须辨证施治，方与证应，方可取效。冯师主张辨证施方，而不囿于固定方，一味地补肾壮阳或益肾填精。本例患者的方证关键在于肢体冷痛，口干或苦，心下微结，表现为上热下寒，寒多热少之征，符合柴胡桂枝汤方证的邪郁半表半里偏寒的特点；另所表现的耳鸣、腹痛拘急、小便不利、大便溏薄、舌淡胖，脉细为血虚水盛之征，合当归芍药散证，故以补血活血利水法，方证对应，故收捷效。

摘自：赵厚睿．冯世纶运用经方治疗慢性前列腺炎的经验．湖北中医杂志，2009，(1)：24.

案7　刘炳凡真武汤案

一古稀老翁，常病小便不通，西医诊断为“慢性前列腺炎”。一日突然发作，小便点滴不通。因平时血压偏高，医以羚角钩藤汤，2剂无效。邀余诊治。翁自诉头晕目眩，恶心作呕，小腹膨胀，形寒，起立则振振欲仆地，舌质胖淡，边有齿印，苔白润滑，脉弦，按则不鼓。此系年老体衰，肾阳不足，命火势微，所谓“无阳则阴无以生”，以致膀胱气化无权，而溺不得出。宜用温阳利水法，予以真武汤。处方：茯苓15g，白术12g，附片15g，白芍30g，炙甘草3g，生姜3g。3剂。服后小便畅利，血压降而诸症平。

【原按】

脉弦用平肝息风药无效而真武汤收功。究其原因此为阳虚水泛，脉虽弦，重按则空，即《素问》“脉至而从，按之不鼓，诸阳皆然”之理。宜以真武汤温阳利水，而达小便畅利，即所谓“必伏其所主，而先其所因”。方中芍药独重，亦取张锡纯重用此品以利尿之经验，而不为成方所囿。即所谓根据治病必须治人的原则，根据不同体质辨证求因，分清寒热虚实。然后究其病机，确立治则方药，才能不为“炎”字所误。有的放矢，治癃闭如此，治其他杂病亦如此。

摘自：刘光宪．刘炳凡医论医案．北京：科学出版社，2012：369.

案8　门纯德乌头桂枝汤案

杨某某，男，56岁。

患者曾患慢性前列腺炎半年之久，住院治疗，常以抗生素之类治之，其症有增无减，近已行动不便。出院后邀先生诊治。诊见：面色萎黄，苦闷异常，小腹及生殖器急痛难耐，排尿痛急加重，患者舌淡嫩软，饮食无味，脉象沉迟细紧，手足厥冷。纵观脉症，余以为此系下焦寒凝所致，故以乌头桂枝汤大力温之。处方：川乌片 6g，桂枝 9g，生白芍 9g，炙甘草 6g，生姜 3 片，大枣 4 枚。入蜂蜜 15g 与诸药同煎。水煎，饭前服，3 剂。

二诊：待服药后，患者症状大减，诸痛消失，且能行动自如。先生触其双脉弦和，继投以温经汤，令服数剂，后逐渐痊愈。

摘自：门九章．法崇仲景，经方活用——著名中医门纯德教授临证经验琐谈．中医药研究，1989，(3)：30-31.

案 9　岳美中肾气丸案

患者，男，72 岁。

身材魁梧，形体肥胖，无明显病容。自述排小便不畅，尿线变细已数月。无尿路刺激征，下腹部不痛，亦不发烧。溺色清，小腿无力，转弯时步态不稳，有将跌倒之势。既往有高血压病史。舌象无改变，脉稍数无力。患病后曾在国内外治疗均无效。由于疾病影响工作，心情颇为焦虑。医疗组体检之后，诊断为脑动脉硬化、震颤麻痹、前列腺增生。

细询病情，察色按脉，根据《医宗金鉴》和《医林改错》的记载，认为患者年逾古稀，表面虽似壮实，体内相火已衰，肾阳已虚，气化不行，下焦排泄功能减损，故尿线变细、排尿困难。肾阳虚不能与阴配合，失去平秘协调之用，浮越向上，是以血压增高。肾虚则子盗母气，致令肺气不足，气血流行不畅，造成筋肉失养，故小腿无力，行步不正。实乃中风前驱症也。综观诸病，病变以肾阳不足为主，肺虚血滞次之。但临证处理时，亦须顾及肺金，使金水相生，有利于疾病的康复。遂予补阴配阳，化气行水之味，佐以益气通络之品，投金匮气汤合加减补阳还五汤治之。

处方：干地黄24g，山茱萸12g，怀山药12g，粉丹皮9g，云茯苓9g，建泽泻9g，炮附子4.5g，紫油桂3g，生黄芪30g，广橘络3g，地龙皮4.5g。水煎，每日服1剂。方中广地龙1味，为了确定其质量是否合格，余曾亲自品尝。服药过程中，每天查看病情，并配合针灸、按摩以治其外，嘱增加活动量，以助气血运行。

二诊：四剂服已，溺即通畅，小便次数减少，精神和体力状况有所改善，未出现不适反应。15剂之后，大见起色，排尿趋于正常。继续治疗至25天，排尿基本正常，气力倍增，步态渐正。徒步行程由治疗前的半里，增加至3里路，并能陪同医疗人员一起登山、游湖了。

摘自：中医研究院西苑医院．岳美中医话集（增订本）．北京：中医古籍出版社，1981：69.

结　语

前列腺炎病机不同，表现复杂，常见湿热蕴结，瘀血阻滞，肾气不足等证，当辨证分清寒热虚实，确立治则方药，切忌为“炎”字所误导，滥用苦寒，危害不小。

本病属于下焦湿热者，治疗采用清热利湿为主，可用猪苓汤，阴不虚去阿胶，湿热重合八正散。下焦湿热证当注意古人提壶揭盖法，宣发肺气，有助于小便通利，如桔梗、薄荷之类。若体弱，肺气亏虚，可加用生脉散益气生津，肺气充则水道通，膀胱气化得利，小便亦畅通。

若属于湿热郁积下焦，以致瘀热郁结不散者，可用大黄牡丹皮汤，宜泄热破瘀，散结消肿。方中大黄、芒硝泄湿热瘀结之毒，桃仁、丹皮活血化瘀，冬瓜子利湿排脓。瘀热阻滞，二腑不利，膀胱不通，腑气不行，当清热逐瘀，利尿通腑，方选桃仁承气汤。单纯瘀血阻滞者，可用桂枝茯苓丸，配合莪术、三棱、海藻、昆布、炮山甲、土鳖虫、水蛭消散瘀血。

肝热脾寒，血郁湿阻所致者，证见肢体冷痛，口苦，腹痛，小便不利，大便溏薄，舌淡胖，脉细等，宜柴胡桂枝干姜汤合当归芍药散。

慢性前列腺炎久病或误用清热解毒之品，往往造成下焦虚寒、气血瘀滞，宜温经汤，温经散寒、养血祛瘀血，门纯德认为此方取效较好。方中吴茱萸、桂枝温经散寒，当归、芍药、川芎、丹皮活血化瘀，阿胶、麦冬和血养阴，人参、甘草、生姜、半夏益气和胃，以资生化之源，有温经通脉，养血祛瘀之功。

病属阳虚水停，小便不通者宜真武汤温阳利水，方中重用芍药，有利尿之效。若纯属下焦寒凝所致，可选用乌头桂枝汤破阴寒凝滞。

本病后期常见阴阳两虚，水液内停之证，可选用肾气丸，本方滋阴温阳，利水不伤阴，补阳不助火，使用得当，确有疗效。

中篇

中医病证篇

第一章 水　　肿

水肿病系指人体水液代谢失常、停聚于体内，出现体表局部或全身浮肿，按之没指的一种病证。早在《黄帝内经》就描述了水肿的形状，并简称之为水，提出了治疗原则。张仲景在《金匮要略》中称水肿为水气，分为风水、皮水、正水、石水等论治，提出了五脏水，以及气分、血分之别。在治疗方面，张仲景发挥《内经》理论，明确了“诸有水者，腰以下肿当利小便，腰以上肿当发汗”的治疗原则，列举了具体的治疗方药，创制出一系列具体方药，如越婢汤为代表的宣肺利水方，防己茯苓汤为代表的益气利水方，苓桂剂、真武汤为代表的温阳利水方，猪苓汤为代表的滋阴利水方，十枣汤为代表的逐水方等，至今广泛应用于临床。

案1　邢锡波麻黄汤案

楚某，女，48岁。

患伤寒证初起发热、恶寒、无汗，周身疼痛，服疏风清热之剂而痛不解，3日后周身逐渐浮肿，两腿跗部按之指痕凹陷，凹而不起，腹部胀，小便短涩，脉象浮而有力。此是水饮停蓄，寒邪外束，非麻黄汤不足以疏在表之寒邪，而宣体内之水饮。麻黄之功用，除疏散寒邪外，尚有行水的作用。水饮停蓄体内，非大力宣散，表邪不易外达，因与以加味麻黄汤，重用麻黄，疏邪以行水，复佐以行水消胀之品。处方：麻黄 12g，杏仁 10g，桂枝 10g，生姜皮 3g，冬瓜皮 24g，茯苓 15g，大腹皮 12g。服药后，神觉烦热，过 2 小时，身已见汗，而冷烧顿减，疼痛亦轻，连服 2 剂，小便通畅，肿已渐消，后将麻黄减至 6g，连服 4 剂，肿势全消，诸症痊愈。

【原按】

麻黄自古即认为是发汗药，然由于发汗之目的不同，而作用亦因之而异。出汗能疏散表邪，定喘止嗽，古人已言之详矣。其能排除水气，人多略而不察，考仲景书用麻黄之方，莫简于甘草麻黄汤其证曰里水。麻黄排水，古人皆有所验。麻黄冷服，颇得利水之效，而始终不见发汗，夫尿与汗，皆所以排除水气，而互为消长者也。温暖则外排而为汗，寒冷则内排而为尿。仲景用麻黄，但取其汗，故药皆温服。然其配伍之药，则视其发汗之目的而异。为发表，则与桂枝为伍，麻黄汤、葛根汤、大小青龙汤是也。为发越郁阳，则与石膏为伍，麻杏石甘汤、越婢汤是也。为止嗽定喘，则与杏仁为伍，麻黄汤、大青龙汤、麻杏石甘汤是也。为排除水气，则不与他药为伍，甘草麻黄汤、醇酒汤是也。甘草与酒不足为配药，且汗出则水气无有不泄，不须配药故也。考麻黄虽属发汗之品，必须患伤寒后，玄府不开时，服麻黄 3~10g，温服后，玄府得启才能漐漐出汗。若正常人服 10~12g，往往亦不见汗。余曾亲做试验，煎服麻黄 15g，连服 3 日，亦未见汗出。所以古人用麻黄发汗，用小量必须温服。取其利水，往往冷服，而不温服。古人用药每因其目的不同，而用药方法亦因之不同。

摘自：邢锡波．邢锡波伤寒论临床实验录．北京：人民军医出版社，2012：77.

案 2　李斯炽越婢汤合防己黄芪汤案

郭某某，男，成年。

初诊：1971 年 2 月 3 日，脸肿恶风，咳嗽身痛，右胁痛，脉浮微数，舌上有黑苔，此表虚，为风邪所乘，风邪遏肺，肺失宣降，水气内停之证，宜从风水论治，用越婢汤加减。处方：麻黄二钱，黄芪四钱，防己三钱，杏仁三钱，生姜二片，大枣三枚，甘草一钱。3剂。

二诊：1971年2月13日，服上方3剂后，诸症缓解，后又伤风邪，恶风咳嗽之症又发，且兼全身浮肿，手指关节亦发肿胀，咳嗽时牵引右肋作痛，牙痛、食少、腹胀，脉浮，舌上苔黄，此风邪乘肺，水湿化热所致，用越婢汤合防己黄芪汤加减。处方：麻黄二钱，石膏五钱，白术三钱，黄芪四钱，防己三钱，厚朴二钱，杏仁三钱，生姜二片，大枣三枚，甘草一钱。4剂。

三诊：1971年2月19日，身肿已消，畏风、咳嗽、胁痛、牙痛亦解，饮食增进。目前尚余咽痛、脸微肿、腹胀、指关节痛。脉已不浮，舌上有黄腻苔，是湿热未尽之象，用开泄兼清利法以善其后。处方：金银花三钱，连翘三钱，板蓝根三钱，豆卷三钱，桔梗二钱，杏仁三钱，厚朴三钱，刺蒺藜四钱，木通二钱，桑枝二两，金铃炭四钱，甘草一钱。4剂。

【原按】

本例恶风，脸肿，全身及手指关节疼痛肿胀，脉浮等，显然属于风水症状，故用越婢汤合防己黄芪汤加减而奏效。初诊时是表虚为风寒所乘，故有恶风，脉浮，身痛等表邪外束症状，肺主皮毛，风寒束表，使肺气失宣，则发为咳嗽，通调受阻则水饮内聚，故出现肿胀及舌苔发黑等症状，治法当以解表肃肺，渗利水气为主，所以用麻黄、杏仁解表肃肺，用防己渗利水气，加黄芪以固表虚，大枣、生姜、甘草和中补脾，故诸症因之缓解。二诊时由于邪尚未尽，复受风邪，风邪束表，使内蕴之水湿化热，风、湿、热三者合邪，故出现牙痛、食少、腹胀，苔黄等症，因此在原方基础上又加石膏以清热，白术以燥湿，厚朴以消胀，使诸症又得好转。三诊时，身肿已消，畏风、咳嗽、胁痛、牙痛亦解，饮食增进，脉已不浮，只剩下咽痛，脸微肿，腹胀，指关节痛，舌苔黄腻等症，是风水之邪已不太重，只是内蕴湿热尚未全解，故用金银花、桔梗以开咽喉，用刺蒺藜、金铃炭以疏肝气，用杏仁、厚朴以降肺胃，用连翘、板蓝根以清热，用豆卷、木通、桑枝以利湿，此种开泄兼清利法，治疗风、湿、热三者合邪之轻证，效果较显著，故用此法以善其后。

摘自：李斯炽．水肿病的分型和治法．新中医，1977，(5)：1-8.

案3　叶熙春大青龙汤案

林某，女，22岁，2月。

主诉：始有寒热，治后虽退，而咳嗽不已，由上而下全身漫肿。诊查：头大如斗，双目合缝，气逆不耐平卧，小溲短少，食入腹笥作胀。按脉浮滑而数，舌苔白薄。辨证：水气内停，风邪外袭，两者相搏，溢于皮肤成肿。治法：经云“病始于上而盛于下者，先治其上，拟大青龙法”。处方：生麻黄一钱，白杏仁三钱（杵），生石膏五钱（杵，先煎），甘草八分，桂枝木八分，陈皮钱半，粉猪苓三钱，生姜皮五分，茯苓皮四钱，清炙桑白皮三钱，炒椒目钱半（包）。

二诊：气逆略平，汗出无多，咳嗽如故，肿势未消。按脉浮滑，舌苔白薄。水气逆肺，肺失肃降，气机不利，水显难消。再拟疏风宣肺，行气利水。处方：生麻黄一钱，白杏仁三钱（杵），桂枝木钱半，生石膏五钱（杵，先煎），冬瓜子皮各四钱，带皮苓三钱，清炙桑白皮三钱，炒椒目一钱（包），生姜皮八分，紫背浮萍二钱，陈皮钱半。

三诊：肺气得宣，汗出尿增，水肿十去五六，咳嗽大减，气逆渐平。脉浮，苔白。病势转机，再以原法出入。处方：生麻黄五分，白杏仁三钱（杵），桂枝木一钱，茯苓三钱，炒晒白术钱半，炙陈皮钱半，炒枳壳钱半，泽泻二钱，大腹皮三钱，防己钱半，清炙桑白皮二钱。

四诊：水肿已退八九，气逆亦平，食后腹部仍胀。脉弦而细，舌苔白薄。水为阴邪，水湿久停，中阳不展，脾失健运，再拟温中化气行水。处方：桂枝木钱半，姜皮一钱，冬瓜子皮各四钱，清炙桑皮三钱，茯苓皮五钱，泽泻二钱，炒晒白术二钱，猪苓三钱，炒椒目一钱，平地木五钱，大腹皮三钱，红枣五只。

五诊、六诊：水肿已消，咳嗽气逆俱平。接服六君子汤加猪苓、泽泻、桂枝等健脾化湿，连续进药10余剂而告痊愈。

【原按】

古人以先喘后胀治肺，先胀后喘治脾。肺主一身之表，与皮毛合。风邪袭表，则肺气不宣，气滞则水不行，流溢肌肤成肿。《金匮要略》云："诸有水者，腰以下肿，当利小便；腰以上肿，当发汗乃愈。"患者起初形寒身热，先肿头面，由上而下，属风水，治当发汗。迭进泄表行水，服后汗出，咳逆渐平，水肿消去大半。病势显有转机，而两脉仍有浮象。既已汗不宜过汗，故接用通阴利水，五苓散、五皮饮加减，少佐麻黄，宣肺利水，以通水道。以后水肿已消，但水湿之内聚，缘于阳气之不足，故续以六君子汤加味和中煦阳，使中焦阳气日隆，则水有所制而不复聚。

摘自：董建华，王永炎．中国现代名中医医案精华（一）·叶熙春．北京：北京出版社，1990：315.

案4　颜德馨麻黄连翘赤小豆汤案

张某，男，66岁。

慢性肾小球肾炎史20余年，反复发作，经中西医治疗，近1年来症情稳定，入院前2周劳累过度，感受风邪，症情又起。颜面浮肿，头重身寒，腰酸肢肿，神疲乏力，胸闷气短，咳嗽咳痰，尿少频急，排尿隐痛。苔薄白腻，脉浮滑。此乃素体肾虚，风邪外袭，肺气郁闭，水湿内停，蕴湿化热，阻滞下焦。治拟宣肺利水退肿，佐以清利下焦湿热。处方：麻黄9g，赤小豆30g，连翘12g，生紫菀9g，桑白皮12g，前胡9g，蝉衣4.5g，生山栀、瞿麦各9g，鲜茅根15g，小茴香2g，车前子、车前草各12g。8剂。

二诊：患者服药后，颜面部浮肿减退，咳止，小溲正常，再以五苓散合济生肾气丸温肾通阳利水，又进8剂，浮肿消失，尿蛋白少许，症情稳定。

【原按】

本例水肿以头面浮肿为主，兼见外感风邪，湿热蕴结下焦之症，责之于肺肾两脏，肾气素虚，邪郁闭肺。颜老按“先新病后宿疾，先实证后虚证”的原则，从宣肺入手，开水之上源，水道通调，湿与热分离，故咳止、小溲正常、浮肿减退，继而温肾利水收功。

摘自：邢斌，韩天雄．颜德馨内科学术经验薪传．北京：中国中医药出版社，2010：126-127.

案5　叶景华小柴胡汤合五苓散案

关某，女，71岁。

主诉：反复双下肢浮肿伴泡沫尿9个月余。2010年6月9日初诊。患者去年10月无明显诱因下出现四肢浮肿，小便呈泡沫样，至外院就诊，查尿常规：蛋白（+++），肾功能正常，血压升高。予百令胶囊及中药汤剂等治疗，病情无明显好转而来诊。症见双下肢及尾骶部凹陷性浮肿，小便呈泡沫样，神疲乏力，无恶心、呕吐，无咳嗽、咳痰，胃纳可，二便正常，夜寐尚可，舌质淡，苔薄白略腻，脉细弱。血常规：白细胞 7.7×10^9/L，红细胞 3.7×10^{12}/L，血红蛋白110g/L，中性粒细胞比率54.8%，尿素2.73mmol/L，肌酐81.3μmol/L。尿常规：蛋白（+++），红细胞50~60个/HP，24h尿蛋白定量2.3g/L，双肾、输尿管B超未见明显异常。中医诊断：水肿脾肾两虚证。西医诊断：慢性肾小球肾炎。治法：温阳健脾，化气行水。处方：党参15g，炒白术10g，制半夏10g，猪苓、茯苓各15g，肉桂3g，泽泻15g，柴胡10g，黄芩10g，生甘草5g，陈皮10g。14剂，每日1剂。

二诊（6月24日）：下肢水肿减退，尿蛋白（++），前方加生薏苡仁30g，每日1剂。

三诊（7月7日）：下肢水肿消退，尿蛋白（-），24小时尿蛋白定量0.6g。用上方巩固，加黄芪30g。随访半年，尿常规持续阴性，未见复发。

【原按】

患者双下肢及尾骶部凹陷性浮肿，小便呈泡沫样，神疲乏力，舌淡，苔薄白腻，脉细弱。患者年逾古稀，脾肾亏虚，水液运化失职，泛溢肌肤，故见水肿，四诊合参，当属水肿病之脾肾两虚型。叶师以五苓散合小柴胡汤化裁而治，五苓散具有健脾利水，通阳化气的作用，仲景主要用以治蓄水证及痰饮水湿证；小柴胡汤和解少阳，寒温并用，协调升降，扶正达邪，有疏利三焦，调达上下，宣通内外，和畅气机之功效；两方合用可扶正达邪，疏利三焦，助膀胱气化，通调水道，利湿泄浊而取得较好疗效。正如《素问·灵兰秘典论》言："三焦者，决渎之官，水道出焉。"《伤寒论》指出："小柴胡汤可使上焦得通，津液得下。"

摘自：米秀华．叶景华运用经方治疗慢性肾脏病经验．上海中医药杂志，2011，(11)：9.

案6 赖良蒲葶苈大枣泻肺汤案

朱某某，男，30岁，萍乡人。

1938年秋，患足跗肿胀，明透如晶。阴囊胀大，小便不利，大便难，舌苔黄白，脉象寸关弦紧兼数，两尺沉滑有力。初起湿热内蕴，医投温补，阻遏气机，以致湿浊水气横流，形成喘肿之症。用峻下水邪法，以舟车神佑丸合葶苈大枣泻肺汤主之。处方：甘遂三钱（面裹煨），黑丑研末五钱，广木香一钱，槟榔三钱，青皮二钱，陈皮二钱，知母三钱，葶苈三钱，茯苓皮八钱，大枣二钱，葫芦皮八钱。水煎服。

二诊：服6剂，喘息已止，肿胀略消，二便通畅，再用补脾、分消之法，连服14剂而愈。

【原按】

前医误投温补，窒塞气机，沟渠壅淤，洪水横流。故先以导水；继则治脾，此先攻后补之法也。

摘自：赖良蒲．蒲园医案．南昌：江西人民出版社，1965：152-153.

案7　高仲山十枣汤合五苓散案

战某，男，45岁。

1941年秋季初诊：诊查见胸高气粗，腹大如鼓，经询病已半月，初起尿少，腹胀身肿，逐渐气息难续，不能仰卧，大便秘结，小溲涩闭，渴欲饮水，水入则胀甚。余详查之，见其肿势虽盛，但皮色光亮且润，舌胖大而深红，苔黄厚干燥，脉沉滑兼数，应指有力。辨证：脉证相符，属燥实阳水，形气俱实，尚可承受重药。治法：遂立前后分消、峻下逐水之法。处方：黑丑10g，野军25g，甘遂10g，大戟10g，芫花10g，木香4g，青皮10g，橘皮10g，竹叶10g，车前10g，元明粉15g（分2次冲服），水煎服2次。嘱其服药后若泻水量多，则后药暂缓，否则继服之。另嘱：自服药当日起，禁盐100日。是夜，战家人叩门来报，如法服药1剂不久，即开始大溲大泻，下黄水近半洋油桶，立觉气息通畅，腹软。嘱啜小米粥后，继服前方药1剂。

二诊：3日后，患者面肿已消，腹水亦减大半，下肢仍肿胀光亮，按之凹陷，顷刻复起，脘腹闷胀，渴不欲饮，小溲短赤，舌腻微黄，脉沉滑稍数。此属湿热蓄结中焦，脾运失司，气机不畅，水道失调，立清热、行气、利水之法，大橘皮汤加味。处方：茯苓 10g，白术 10g，泽泻 10g，猪苓 10g，官桂 10g，滑石 20g，甘草 10g，木香 4g，陈皮 20g，榔片 10g，防己 10g，车前 10g，竹叶 10g，灯心草 4g，水煎服 3 次。

三诊：连服药 6 剂，水肿病象尽消，二便正常。将息数日后，可从事劳动。60 天后，因犯禁盐百日之戒而肿势又起，守前法酌减药量，投数剂即愈，此后未再复发。

【原按】

遇危害之疾，需综观全局，谨守病机，消除顾虑，果敢用药。此例虽病势危重，但素体较壮，形气俱实，知尚有转机。因病重恐药轻无济于事，故选峻剂重药，舟车并进，直达病所，使水热之邪分消于二便，气行水化，水利气通，立见分晓。然峻剂不宜久服，若贪功心切，则欲速而不达。故待水势减退之际，改用大橘皮汤加味，徐徐缓图，终收全功。水肿病强调忌盐，绝非概而论之。当视病程、病势而定。一般重病初起或病情初见好转时应禁盐，待病情稳定后可逐步改为淡盐食，直至获愈方可与常人同，此乃巩固疗效所需。本例在病获初愈后 60 天因食过咸之品，使病势再起，亦从一个侧面说明忌盐之重要，切莫等闲视之。

摘自：董建华．中国现代名中医医案精粹（2）．北京：人民卫生出版社，2010：450.

案 8　王付己椒苈黄丸案

吴某，男，65 岁。郑州人。

2006 年 8 月 9 日初诊。主诉有多年肾病综合征病史，半年前出现下肢水肿，多次服用中西药，未能达到有效控制，近因水肿加重而前来诊治。

刻诊腰酸腰困，气喘乏力，小便灼热，手足心热，大便干结，舌红，苔薄，脉沉细。辨为阴虚水气热证，其治当利水气，清郁热，育肾阴，给予己椒苈黄丸与猪苓汤合方加味。

处方：防己 3g，椒目 10g，葶苈子 10g，大黄 6g，猪苓 15g，滑石 15g，阿胶 15g，泽泻 15g，茯苓 15g，山药 24g，黄芪 15g，白术 18g，炙甘草 3g。6 剂，第 1 次煎 30 分钟，第 2 次煎 20 分钟，每日 1 剂，每天分 3 服。

二诊：小便灼热减轻，下肢水肿好转，又以前方 6 剂。

三诊：诸症改善，又以前方 6 剂。之后，复以前方治疗 50 余剂，水肿消除。之后，复以前方变汤剂为散剂，每次 10g，每日分 3 服，以巩固治疗效果。随访 1 年，一切尚好。

【原按】

根据腰酸腰困、气喘乏力辨为肾虚，再根据小便灼热，手足心热辨为阴虚，因下肢水肿辨为水气内结，以此选用己椒苈黄丸与猪苓汤合方加味。方中防己降泻水气；椒目通利水气；葶苈子泻肺通调水道；大黄通下泻水；猪苓、泽泻、滑石利水消肿；白术、茯苓益气健脾，燥湿利水；阿胶补血化阴；黄芪、山药补益脾气；甘草益气和中。方药相互为用，以取得治疗效果。

摘自：王付．己椒苈黄丸合方临床札记．中医药通报，2010，(4)：6.

案 9　邢锡波牡蛎泽泻散案

朱某，女，53 岁。

患脾虚下泄缠绵月余，未经好转，后经服用健脾利水固摄之剂，20 余剂下利始愈。愈后不到 2 周，下肢逐渐发生水肿。下肢两踝部按之有很深指凹痕，之后腹部亦肿，脘满气短，小便不畅。脉象沉伏有力，舌苔滑腻。辩证为脾不运化，水邪停潴，前医曾用健脾利尿之剂无效，因与牡蛎泽泻散，用补气健脾消胀之剂送服。处方：生箭芪 15g，炒白术 10g，厚朴 6g，大腹皮 10g，茯苓 15g，生山药 15g，木香 6g，生薏苡仁 15g，送服牡蛎泽泻散 10g。

二诊：连服 3 日，小便量逐渐增多，下肢水肿似见松皱，腹满减轻，食欲较好转，后黄芪加至 30g。连服 20 剂肿消病愈。

【原按】

牡蛎泽泻散为利尿消肿之剂。因药物中有蜀漆、葶苈子、商陆，行水较为猛烈，所以在临床上，一般不常应用。此方于体内停水，体质健壮者可以试用，如病后或体质衰弱的患者用时可暂服，而不宜久服，或与补剂交替使用，方不致发生不良的后果。

摘自：邢锡波．刑锡波伤寒论临床实验录．北京：人民军医出版社，2012：391.

案 10　刘渡舟牡蛎泽泻散案

赵某某，男，55 岁。

患者周身肿胀，尤以腰以下为甚，小便短少不利，延绵半年，屡治不效。病初时，因咳嗽而后出现肿胀，目睑肿如卧蚕，面色黧黑而亮，腹胀大，下肢肿，按之凹陷成坑，大便干。舌苔黄白相杂而腻，脉弦滑。此证肺先受邪，治节无权而三焦不利，水道不得畅通，故而肿胀。若按“开鬼门，洁净府”之法治疗，宣上以疏通水道则病当早愈。但前医犯“实实”之戒，反用温补脾肾之法，使邪气胶固。当今之计，仍须宣肺利气，行水消肿，使三焦得通，小便得利则可。处方：牡蛎 12g，泽泻 12g，花粉 10g，海藻 10g，杏仁 10g，白蔻仁 10g，薏苡仁 12g，厚朴 10g，滑石 12g，海金沙 10g。服药 1 剂后，患者意欲大便，但所下不多，却突然遍身汗出，顿觉周身轻松，如释重负。第 2 日，肿胀开始消减，服 3 剂药后，其病竟霍然而愈。

【原按】

《伤寒论》说："大病瘥后，腰以下有水气者，牡蛎泽泻散主之。"说明了本方是专为腰以下水肿而设。但本方药力峻猛，若非邪气升实者，应当慎用。张仲景在方后注说"小便利、止后服"，说明此方不宜久服。本案所治水气之邪气较重，而有洁净府之功，不料药后反而见汗出。这是因为始病在肺，治节不行，三焦不利，水道不通则为肿胀，牡蛎泽泻散疏通三焦以利水行，加杏仁，白蔻仁，薏苡仁利肺气，以行治节。药后肺气得利，下合大肠则内窍开，故欲大便；三焦通畅，外合于皮毛腠理则外窍开，所以水气之邪得以从汗而解，气布津行，肿胀必消。

摘自：刘渡舟．经方临证指南．天津：天津科学技术出版社，1993：138.

案11　孔伯华五苓散案

李某，男。

五月初二初诊：患者水湿极盛，三焦不能化，渐入经络，浮肿由面至足，舌苔白腻，脉沉滑而不濡，亟宜燥湿利水。处方：云苓皮四钱，炒秫米四钱，嫩茵陈三钱，桂枝尖一钱，栀子炭三钱，小川连三钱，清半夏三钱，土炒苍术二钱，川厚朴一钱，橘核四钱，泽泻三钱，生川牛膝三钱，生滑石块四钱。

摘自：刘观涛．中国百年百名中医临床家丛书·孔伯华．北京：中国中医药出版社，2007：150.

案12　章次公五苓散案

蓝某，男。

初诊面部足背有浮肿状，主因在二便皆少。予茵陈五苓散、附子大黄汤。处方：绵茵陈12g，赤猪苓各9g，生苍术9g，川桂枝3g（后下），泽泻 9g，炮附子 6g，熟大黄 9g，葫芦瓢 24g。

【原按】

用茵陈五苓散化湿利水，附子大黄汤温下通便。盖二便通畅，湿邪随之而出，则面浮肢肿可随之而退。

摘自：朱良春．章次公医案．南京：江苏科学技术出版社，1980：227.

案 13　方药中猪苓汤案

刘某，男，23 岁。

初诊：1984 年 4 月 27 日。主诉及病史：面浮肢肿复发半年不消。患者于 1983 年元月突发浮肿，在本市某医院住院治疗，诊断为急性肾小球肾炎，症状缓解后出院。近半年来前症复发，经中西药治疗，效果不显，转诊于余。诊查：头面四肢浮肿，晨起则头面上肢为甚，目胞肿如卧蚕，手掌肿胀，午后则下体为甚，足背按之凹陷不起。伴腰酸腿软，头晕乏力，不耐疲劳，烦躁多梦，胃纳减少，小便短黄。尿常规检查：蛋白（+++），白细胞 0~1 个/HP，颗粒管型 0~1 个/HP，透明管型 1~2 个/HP。脉细而滑，舌苔薄黄微腻。辨证属湿热蓄结，脾肾两亏。治宜清利湿热，健脾滋肾，方以猪苓汤加味。处方：猪苓 12g，泽泻 12g，滑石 15g，阿胶 12g，茯苓 12g，石韦 18g，车前子 9g，太子参 18g，生黄芪 18g，川牛膝 9g。

二诊：服上方药 7 剂后，尿量明显增加，浮肿减轻。药已中的，仍守前法，随症加减。服药调理 4 个月余，肿消而体力有增，面色红润，尿检：蛋白（-），白细胞、管型均消失。1 年后来院复查，未见异常。

【原按】

水肿病，其制在脾，其本在肾，迁延日久，必损伤脾肾二脏。本例患者病历年余，湿蕴化热，以致脾虚不运，肾阴又亏。治疗时如一味利湿，则更耗肾阴，若单纯滋阴，又易敛湿困脾。仲景猪苓汤，功能育阴制水，益以太子参、生黄芪益气健脾，并增茅根、滑石等品清利湿热，既可顾及脾肾之本，又能清利湿热而消肿。虽久病缠绵，又何愁不愈。

摘自：董建华．中国现代名中医医案精粹（2）．北京：人民卫生出版社，2010：416.

案14 李聪甫防己茯苓汤案

孔某，女，59岁。

面目四肢皆肿，腹膨然胀大有水，胸痞满痛，咳嗽喘急，大便溏泄，完谷不化，小溲短涩。诊视脉弦缓无力，舌质淡，苔薄白。检查有大量蛋白尿及管型。《金匮要略》指出："面目身体四肢皆肿，小便不利，脉之不言水，反言胸中痛，气上冲咽，状如炙肉，当微咳喘。"此属脾胃中阳不足，脾机失运不能制水，水气上凌，窒塞咽中如炙肉，故增咳喘。法当扶脾利肺，化气行水，仿防己茯苓汤意。处方：生黄芪10g，云茯苓13g，姜半夏7g，大腹皮10g，汉防己10g，广陈皮7g，桑白皮6g，川桂枝5g，炒紫苏子5g，西砂仁3g，炙甘草2g。

二诊：泻止喘减，尿量增多，腹胀消退。但四肢水肿时消时长，咳喘未平，水气上迫而肺失清肃。当益肺气，运脾机以制肾水之泛溢。原方改炙甘草3g，去半夏、桂枝、砂仁，加漂白术10g，生薏苡仁13g，赤小豆13g，生姜皮5g。肿胀喘咳相继缓解，渐至康复。

【原按】

能制水行气在于脾。脾既能伐肾邪以制水溢，又能助肺气以行"治节"，故治脾是治水肿的中心环节。因此取用防己、茯苓入脾以逐水气，黄芪、桂枝助防己、茯苓以行四肢的水气，半夏、陈皮助防己、茯苓以行胸腹的水气，桑白皮泄肺中水气，大腹皮散脾中水气，紫苏子降逆定喘，砂仁温胃止泻，甘草和中，共组成方，化气行水。服方后，泻止肿消，而水气流动时消时长，关系脾机的盛衰，水精的输布，原方去半夏、砂仁之温燥，重以薏苡仁、赤小豆之甘平益脾利肾，更增生姜皮之辛轻，配紫苏子之肃降，宣利肺气，促进体内外水气渗透的平衡。

摘自：李聪甫．李聪甫医案．北京：湖南科学技术出版社，1979：96-97.

案 15 岳美中防己黄芪汤案

傅某，男性，40 岁。

患风水证，久治不愈，于 1973 年 6 月 25 日前来就诊。患者主诉，下肢沉重，胫部浮肿，劳累则足跟痛，汗出恶风。切其脉浮虚而数，视其舌质淡白，有齿痕，认为是“风水”。尿蛋白（++++），红细胞（+），白细胞（+），诊断属慢性肾小球肾炎。下肢沉重，是寒湿下注；浮肿，是水湿停滞；汗出恶风，是卫气虚风伤肌腠；脉浮虚数，是患病日久，体虚表虚脉亦虚的表象。选用防己黄芪汤。处方：汉防己 18g，生黄芪 24g，生白术 9g，炙甘草 9g，生姜 9g，大枣 4 枚，水煎服。嘱长期坚持服用。

1974 年 7 月 3 日二诊：患者坚持服用前方 10 个月，检查尿蛋白（+）。又坚持服用 2 个月，尿蛋白基本消失，一切症状痊愈。现惟体力未复，为疏补卫阳，兼利水湿，用黄芪 30g，白芍 12g，桂枝 9g，茯苓 24g，以巩固疗效，并恢复健康。

【原按】

“去风先养血，治湿先健脾”，此为一定之法则。本证乃风与水相乘，不是血虚生风，所以但用治风逐水健脾之品，而不入活血药。方中防己通行十二经走而不守，领诸药斡旋于周身，使上行下出外宣内达，为治风肿水肿之主药；黄芪生用，能强壮肌理，逐肌表之水，兼治风注皮肤；白术燥湿健脾，与黄芪并用能止汗，合生姜、大枣调和营卫，补脾胜湿。方中但温运脾阳，而不用温肾之药，因本病乃积湿下注，导致下肢重而浮肿。

若肾虚寒重，附子、杜仲，亦可加入。

摘自：中国中医研究院．岳美中医案集．北京：人民卫生出版社，1978：23.

案 16　万友生麻黄附子甘草汤案

熊某，女性，30 岁。

1963 年 3 月 16 日初诊：病人久患通身面目浮肿，小便不利，怯寒，口淡不思饮食，有时怔忡心悸而气上冲咽喉，夜寐不安，脉稍弦而按之弱。近因感冒，头项强痛。投以麻黄附子汤方加味。处方：麻黄 10g，熟附子 15g，炙甘草 20g，干浮萍 10g。

二诊：仅服 1 剂，即小便通畅，日行 7~8 次，浮肿显著减退；再服 1 剂，浮肿消去十之七八，头项强痛亦除。又进 4 剂，浮肿基本消退，怔忡心悸大减，夜寐已安，胃纳亦开，脉已不弦，但仍怯寒。守方加重炙甘草为 30g，更加桂枝 10g，党参 15g，红枣 30g，又服 3 剂，病已基本痊愈。最后仍守方加减以巩固疗效。

【原按】

本例证见浮肿、尿少而怯寒、头项强痛、口淡不思饮食、脉稍弦而按之弱，显属阴水寒湿伤阳表里同病之证，故采用《金匮要略》水气病篇的麻黄附子汤加浮萍（亦为行皮肤之水的利尿消肿良药）获得良效。从本例因怔忡心悸而重用炙甘草（初用 15g，继用 30g）并未妨碍消肿，而小便量大增，足以证明现代药理研究发现的甘草次酸（能促进钠、水潴留引起的水肿）的单味药成分并不能决定复方的作用。有人认为《金匮要略》水气篇的甘草麻黄汤，由于方中麻黄用量倍于甘草，利尿消肿作用占了主导地位，所以有效，否则，如其甘草用量倍于麻黄，那就不一定有效，甚至有可能加重。这种看法正确与否，也可从本案方中甘草用量倍于麻黄（先是加一倍，后是加二倍）而获利尿消肿良效得到初步认识。

摘自：万友生．中国百年百名中医临床家丛书·万友生．北京：中国中医药出版社，2003：206.

案 17 龚丽娟麻黄附子细辛汤合五苓散案

焦某，男，60 岁。

初诊：1988 年 12 月 3 日。患者 20 年前患慢性肾小球肾炎，经治已愈，平时从事农业劳动，身体健康。今年 10 月建房，劳累过度，兼以受凉，3 天前下肢浮肿，两目睑亦浮肿，小便减少。当地卫生院查小便常规：蛋白（++++），颗粒管型（++）。未曾服药。诊查：目睑、面部浮肿，腹胀，按之有水，下肢凹陷性浮肿。少腹寒冷，四肢不温，尿少泡沫多，食欲不振，形寒无热。苔白厚滑腻，舌质暗紫，脉象沉细。尿常规：蛋白（++++），红细胞 0~1 个/HP，颗粒管型（++）。血胆固醇 8.06mmol/L。清蛋白/球蛋白比值（A/G）：2.3/3.4。肾功能正常。辨证为肾阳虚衰，水无所主，寒湿内聚。治宜：温肾散寒，通阳利水。处方：制附片 10g，桂枝 10g，皮茯苓 30g，细辛 5g，麻黄 10g，川椒目 10g，泽泻 12g，车前子 12g（包），苍术 10g。

二诊：1988 年 12 月 10 日。药后小便增多，面足浮肿已退，腹胀亦松，但仍恶寒怕冷，腰及少腹冷痛，苔脉如上。原方加干姜 10g。

三诊：腹水及腹胀均已消除，饮食转香。近 3 天来少腹冷痛，昨夜尤甚，疼痛难忍，捧腹呻吟，精神萎靡，无腹泻，矢气则舒。舌苔白腻而滑，脉沉紧。少阴寒湿内扰，气机不利。再拟温肾祛寒重剂投治。处方：制附片 15g，细辛 10g，上肉桂 5g（后下），沉香 3g（后下），干姜 10g，台乌药 10g，小茴香 5g，苍术 10g，白芍 10g，炙甘草 5g。

四诊：1988 年 12 月 24 日。投上药后，少腹疼痛缓解，恶寒减，四肢转温，苔厚，仍白滑腻，脉细。原法加减。上方去白芍、甘草，加玉米须 30g，雷公藤 15g。尿蛋白（+++），颗粒管型（++）。

五诊：1989年1月4日。服药10剂，苔白滑腻已化，怕冷消失，精神转佳。阴寒湿邪已祛，肾阳虚衰未复。再拟温肾益气、渗湿利水。尿蛋白（+）、颗粒管型（+）。处方：生黄芪12g，炒党参10g，制附片10g，上肉桂8g（后下），淡干姜5g，细辛3g，苍术10g，茯苓10g，泽泻10g，玉米须30g，雷公藤15g（先煎40分钟），猫爪草15g。

上药服用3周，无明显自觉症状，尿蛋白（-），颗粒管型（-）。原方去干姜、细辛，黄芪增至20g，党参增至15g，雷公藤减为12g，加杜仲12g，怀山药12g，雷公藤每2周减2g，减至5g。后停服，继续调理半年，病情稳定而停药。

【原按】

本例为阴水证，病在肾，脉症所示，肾阳虚衰，阴寒水湿之邪阻滞足少阴。先从麻附细辛汤合五苓散温经散寒、通阳利水以消其肿；再以大剂附子、肉桂、细辛、干姜温肾逐寒；小茴香、沉香、乌药温肾调气；苍术、茯苓燥湿利水；白芍、甘草缓急止痛，寒湿祛，腹痛止。但尿蛋白持续（++++），加用雷公藤以控制蛋白尿，1周后就明显减少，1月后转阴。

摘自：董建华，王永炎．中国现代名中医医案精粹（3）．北京：人民卫生出版社，2010：388-389.

案18　李聪甫真武汤案

吴某，男，34岁。

病发，振寒蜷伏，头重胸痞，呼吸短促，目合神衰，面色暗黄，遍身浮肿，溲短便溏，形态呆木。诊视脉象迟微，舌淡苔滑，断为寒湿阴水所伤。寒之与湿，同是阴邪，寒湿相搏，其表益虚，阴乘阳位，水邪泛溢，故全身皆肿；胸中之阳不宣，卫外之阳致困，故面黧肢冷。法当温阳导水，驱散阴霾。

处方：生薏苡仁13g，云茯苓13g，漂白术9g，熟附子9g，法半夏9g，广橘皮7g，川桂枝6g，西砂仁6g，炒泽泻9g，淡生姜9g。

二诊：前方服至10剂以上，脉缓苔薄，肿势消半，语能出声，目能转动，膝能屈伸。仍憎寒蜷卧，阴盛阳微之机已露。原方加炙甘草3g，连续与服，水肿全退，饮食增进，逐渐康复。

【原按】

《金匮要略》论“正水”喘咳上气，论“石水”则腹满不喘，同属寒湿阴水为病，喘与不喘，判然有别。正水为脾阳失运，气不外行而内迫于肺，则喘咳上气；气不下行而水聚于肾，则小便不利。因为，脾气原赖肾中元阳气化以行。阴水自盛，元阳被湮，当实脾制水以救元阳。因此，用一派温运脾机的药，配附子直破阴寒。肾阳复则脾机运，脾机运则肾阳益壮，自然肿消气纳。石水亦因肾脏阴邪自盛，然邪结于下焦，肾病尚未及肺，而无喘咳水气上逆症状。急当真武汤扶脾制水温阳，不使肾邪凌肺，微阳立败，肺司“治节”，肿自消除。

摘自：李聪甫．李聪甫医案．长沙：湖南科学技术出版社出版，1979：95-96.

案19　戴丽三四逆汤合白通汤案

孙某，男，8岁。

主诉及病史：全身浮肿已3个月，尤以面目及四肢为甚。曾服五苓散、五皮饮等药及西药利尿药未效，转余会诊。诊查：面色青兼晦暗，四肢不温，口不渴，精神委顿，面目浮肿较四肢严重。舌白滑，脉沉细。辨证为元阳衰惫，脾肾两虚。处方：附片60g，茯苓15g，干姜15g，炙甘草6g。

二诊：上方服3剂，肿势递减，小便虽有量仍少，继用理中汤加附片温肾理中，扶助元阳。处方：附片60g，潞党参15g，白术9g，炙甘草6g。

三诊：肿势大减，小便量较之前增多。用白通汤，重用干姜、附子，交通阴阳，宣达气机。处方：附片90g，干姜24g，葱白3个。

四诊：上方药服2剂，小便通畅尿量多，肿势全消而愈。

【原按】

此例患者全身浮肿，元阳衰惫，脾肾两虚，故不可徒事利尿而舍本逐末。四肢浮肿属正气大虚，气化功能衰惫，急当温扶元阳，增强气化功能。张景岳云："温补即所以气化，气化而愈者，愈出自然。"不利尿而尿自通，不消肿而肿自退。

摘自：董建华，王永炎．中国现代名中医医案精粹（4）．北京：人民卫生出版社，2010：746.

案20　赵绍琴四逆汤案

某妇，68岁。

主诉及病史：患痿躄已3年，面目一身悉肿，面萎黄虚浮，眼睑久肿难睁，腹部肿胀，下肢尤甚，关节屈伸不便，仅能持杖略缓行，时由其女等扶持勉强来昌黎专区医院就诊。诊查：望其形色，确为久病衰危。顷诊两脉沉迟涩滞，如病蚕之食叶，两手关、尺虚微若无，舌胖嫩，质淡色浅粉，苔白滑润根腻；动则关节沉重疼痛，大便艰涩不下，小溲不利。有谓肾炎，有谓风湿，有谓衰老，然用药罔效。辨证：余综合舌脉色证分析，全是中阳不足，真元大伤，寒湿阻络，经脉闭塞。治法：病延数载，非大剂温通不可。待寒解、络脉通调，始能痊愈。仿四逆汤、右归丸化裁试服，以观动静。处方：淡附片30g，淡吴茱萸10g，淡干姜10g，肉桂6g，炒川椒6g，细辛6g，茯苓10g。3剂。

二诊：4天之后，患者未持手杖，步行来诊，谓服前方药1剂后，至午夜腹痛作泻，下如稀水，连续3次，其势如注，3次约有5000ml。后半夜睡眠平稳，精神尚佳。次日上午又服第2剂，午后4时又泻水不少，前后两次约有2000ml。晚间仍服第2煎，午夜又泻1次，约1500ml。第3剂服后又昼夜泻水2次，约2000ml。然泻后精神好，睡眠佳，面部肿势大消，腹中知饥，早餐进食3两余。第4天自觉行动轻松，周身肿势大减，行动可不持杖，故前来复诊。患者脉由沉迟涩滞，变为沉缓滑濡，内侧且滑软力增。此寒湿久遏，气血不能运行，故涩而不流。阳气不通，脉络失养，3年痼疾，湿已化寒，故步履艰难。阳虚已久，命火式微，火不生土，胃不纳谷，中阳升降无能。脾胃为水谷之海，又主四肢，今阳微命火不足，不能腐熟水谷，化生精微，故肿胀经年不愈。今以大量温寒暖肾之品益火之源以消阴翳，兼祛其湿，待阳复气充则湿自化。今再进温命火、益阳气兼以祛寒之剂，待气充阳复半月可安。处方：淡附片30g，淡吴茱萸10g，淡干姜10g，川桂枝6g，炒川椒目6g，黄芪30g，党参20g，白术10g，茯苓10g。5剂。

三诊：10天之后，老人行动自如，面色渐渐恢复，饮食睡眠皆佳，能协助家中劳动，要求配丸药常服以资巩固。处方：黄芪60g，党参60g，附片60g，干姜20g，吴茱萸10g，肉桂10g，当归30g，白芍30g，熟地60g，川芎30g，白术30g，陈皮30g，茯苓60g，炙甘草30g，鹿角霜20g，鸡内金30g。上药共研细末，炼蜜为丸，每丸9g重，每日早午晚各服1丸，用白水送下，如遇感冒暂停。1973年春从昌黎回校，老人行动如常，并去车站为我们师生送行。

【原按】

本案为肾阳不足，蒸化无力所致之水肿痿痹。肾阳为一身阳气之根本，肾阳虚则不能蒸腾化气，水液代谢失调而发水肿。水湿为阴邪，得温则化，遇寒则凝。水温不化，溢于肌肤，阻滞络脉，则身肿且痛。肾司二便，肾阳不足，关门不利，则二便艰涩。阳虚阴盛，非以大剂温通之品不能取效，故先以大辛大热之品振奋阳气，譬犹离照当空，阴霾自散也。待邪势渐退，再加以调补脾胃之品，先后天并补，缓缓图治，以复其正，故取佳效。

摘自：董建华．中国现代名中医医案精粹（2）．北京：人民卫生出版社，2010：354.

案 21　胡翘武炙甘草汤案

李某，男，26 岁，干部。

于 1957 年患慢性肾小球肾炎，经治年余不效，求治于胡老。观其面色㿠白无华，遍身漫肿，小便短少，呼吸喘急，纳食极差。舌质嫩红、苔白，脉虚数无力。除西医治疗年余外，先后服中药 200 余剂。检查前方，多为利水消肿之品。患者谓此类药物愈服，非但肿势不减，且体质愈惫。盖久患肿病，过服疏利，正气大亏，脏腑日衰，无力化气以行水。据脉症而断，病属气血两亏，阴阳俱伤，三焦壅塞，水势泛滥，欲再事攻伐利水，正气必溃，救治无期。故借炙甘草汤益气养血，补阴配阳一法，冀其正气归，三焦畅，庶可水消肿退。处方：炙甘草 10g，党参、茯苓各 15g，熟地 18g，桂枝、麦冬、生姜各 9g，阿胶 7.5g，红枣 7 枚。

本病始终以上方为主，坚持服药 60 余剂，小便通畅，浮肿消退，精力旺盛，体重增加。经化验检查，肾功能已恢复正常。为巩固疗效，又以此方制成蜜丸续服 2 月彻底治愈，追访卌载，一切正常。

【原按】

《伤寒论》炙甘草汤为治疗“伤寒，脉结代，心动悸”而设，似与肾炎、水肿毫不相涉。然细揣方意，便知脉之结代，心之动悸，皆由阴血不足，血不荣脉，阳气不振，无力帅血运行所致。方中以大队滋阴养血之剂，佐以少量益气通阳之品，取动静配合之妙，阴生阳长之意，不仅可使阴血速生，且可借阳气之振动，助血脉之畅行。《温病条辨·风湿风热气复论》云：“血乃气之依归，气先血而生，气无所依归，故暂浮肿。”用复脉汤补阴配阳一文，以资借鉴。中医治疗水肿，多宗“急则治其标，缓则治其本”之大法，然以炙甘草汤治疗水肿，乃治本之又一变法，实已越出治肿之规范矣。

摘自：胡谷塘，胡国英．胡翘武老中医经方治验拾英．陕西中医，1986，(3)：114.

案22　陈潮祖乌梅丸案

刘某，女，92岁。

2003年2月10日初诊：患者因双下肢水肿1个月余就诊。刻诊双下肢轻度水肿，伴双下肢不温，头部发热，汗出，神疲乏力，大便稀溏，小便短少，舌尖红，舌体胖大，苔薄白，六脉沉细数。陈老曰：“此为寒热错杂，脾肾阳虚之证，可用乌梅丸温补脾肾，利水消肿。”处方：乌梅20g，细辛5g，干姜10g，桂枝10g，黄连5g，炙甘草6g，当归10g，黄柏5g，人参10g，川椒30粒，制附片10g（先煎40分钟）。上方水煎服，每日1剂，连服3剂。

2月14日二诊：诉当日服药后，小便增多，下肢水肿减轻，头部发热和双下肢不温的症状也明显改善。陈老曰：“效不更方，守法守方，续用乌梅丸治疗。”

【原按】

患者年老体弱，双下肢水肿，伴下肢不温，汗出，神疲乏力，大便稀溏，小便短少，舌体胖大，当从《景岳全书·肿胀》中：“水肿证，以精血皆化为水，多属虚败，治宜温脾补肾”之说，以温运脾肾阳气，化生气血为主，予实脾饮和真武汤似较贴近，何以乌梅丸治之？乌梅丸证系寒热错杂，虚实夹杂，即脾肾阳虚，气血不足，余热未尽。而本例水肿，既有下肢不温，汗出，神疲乏力，大便稀溏，小便短少，舌体胖大，六脉沉细之脾肾阳虚，气血不足征象，又有头部发热，舌尖红之上焦热邪证候，治当温阳气，补气血，清余热。方中附子、桂枝、细辛、川椒、干姜诸多温热之品，能温肾暖脾，振奋阳气；人参、当归益气养血，合温热之品则能体现“内生之寒，温必兼补”的治疗法则；黄连、黄柏清热，并制约附子、干姜之过于温燥，使得全方温而不燥；乌梅酸收，敛汗止泻。诸药合用，共成寒热并用，邪正兼顾之剂，方证合拍，故收效始捷。

摘自：贾波，沈涛．陈潮祖医案精解．北京：人民卫生出版社，2010：87.

结　语

水肿一证，历来分为阳水、阴水两大类型。一般治疗阳水采用发汗、利水、逐下之法，治疗阴水都用培中温阳为主，兼以行水消胀，利尿退肿。

水肿以头面浮肿为主，兼见风寒表证，宜发汗利水，宜麻黄汤，可合五皮饮增强其利水功效。李斯炽认为，表虚为风寒所乘，故有恶风、身痛、脉浮等表邪外束症状，肺主皮毛，风寒束表，使肺气失宣，通调受阻则水饮内聚，故出现肿胀，治法当以解表肃肺，渗利水气为主，治以越婢汤。若形寒身热，脉浮滑而数，宜大青龙汤，祛风宣肺行水。邢锡波认为，麻黄取汗皆温服，取其利水宜冷服，可供参考。

如表受风寒兼有湿热者，症见遍身肿胀，小便短赤，舌苔厚腻，脉象滑数。治宜麻黄连翘赤小豆汤，一方面宣肺开水之上源，另一方面清利湿热。方中可加车前子、白茅根等。

水肿由于少阳三焦不利，水湿内停者，宜小柴胡汤合五苓散，五苓散健脾利水、通阳化气，小柴胡汤扶正达邪，疏利三焦。

水肿因水气弥漫，形证俱实者，宜采用峻剂攻逐之法，然峻剂不宜久服，故待水势减退之际，改用缓和之剂，徐徐缓图。逐水可选择葶苈大枣泻肺汤、十枣汤等。若水肿全身浮肿，兼见气粗喘满，宜葶苈大枣泻肺汤；水肿胸腹胀大，脉沉实者，可投十枣汤，但注意正虚之体，切不可妄投。此外，体质健壮，也可使用牡蛎泽泻散，方中牡蛎、海藻软坚行水，栝楼根生津止渴，葶苈子、泽泻、蜀漆、商陆根逐水泄热，其行水作用亦较强；病情较缓，水肿腹部胀满，二便不利，脉沉者，可选择己椒苈黄丸，方中以防己、椒目利水，葶苈子逐水，大黄通腑泄热。使用本类药物，皆宜注意，病后或体质衰弱的患者不宜久服，或与补剂交替使用，以免发生不良后果。

水肿病，其制在脾，其本在肾，迁延日久，必损伤脾肾二脏。脾虚水湿内盛者，宜五苓散淡渗利湿，方中白术健脾，桂枝温阳化气，又有治本之效；湿蕴化热，肾阴又亏者，则宜猪苓汤，利湿不伤阴，滋阴不助湿。

皮水为水在肌表的一种水肿病，气行则水行，因卫气不足而致水停肌表者，宜选择防己茯苓汤或防己黄芪汤，方中黄芪、桂枝助阳气以行肌表之水，防己、茯苓利水，白术健脾，有化气行水之功效。岳美中认为，若肾虚寒重，附子、杜仲亦可加入。

阴水证，由肾阳虚衰，阴寒水湿之邪阻滞足少阴所致，常见畏寒、口淡不思饮食、脉沉细或弦弱，可采用麻黄附子类方剂，如麻黄附子甘草汤、麻黄附子细辛汤，万友生常加浮萍散寒利水，以增强麻黄作用；若水湿较重，则宜合用五苓散。若身肿，溲短便溏，舌淡苔滑，脉迟微，此为脾肾阳虚，阴水泛滥，宜真武汤温阳扶脾利水。病势较重，元阳衰败，脾肾两虚者，可用干姜附子汤、四逆汤等方，急温扶元阳，水湿为阴邪，得温则化，有时可达到不利尿而尿通，不消肿而肿退的效果。待邪势渐退，再加以调补脾胃之品，先后天并补，缓缓图治。干姜附子汤、四逆汤皆以附子为君药，功在直破阴寒，温肾阳以复脾阳，病重者非以大剂温通之品不能取效，宜重用方有效。

水肿日久，阴虚气化不利，胡翘武选用炙甘草汤滋阴化气。若寒热错杂，既有脾肾阳虚，又有上焦郁热，可用乌梅丸，寒热并用，温化利水，清解郁热。以上为治疗水肿之变法。

第二章 淋 证

淋证是小便淋漓不尽，频急、涩痛为特征的一类疾病。“淋”在《黄帝内经》就有记载，张仲景在《金匮要略·消渴小便不利淋病脉证并治》中对本病作了专门的论述：“淋之为病，小便如粟状，小腹弦急，痛引脐中。”治疗方面，张仲景强调辨证论治，并创制了一系列通利小便的名方，如化气利水的五苓散，育阴利水的猪苓汤，润燥温阳利水的瓜蒌瞿麦丸、肾气丸，养血清热的当归贝母参丸等，至今为医家所喜用。

案1 张伯臾阳旦汤案

张某，女，47岁。

1975年3月14日初诊：排尿不爽，尿时酸痛，高热（40℃），恶寒，伴头痛，关节酸痛，汗出热不退，口干不多饮，苔白腻，脉浮小数。尿液检查白细胞满视野。辨证为淋证初起，湿热阻于膀胱，兼见太阳表证，故拟阳旦汤加清利湿热之品。处方：桂枝4.5g，炒赤芍9g，生甘草3g，生姜3g，炒黄芩9g，炒知柏各9g，大血藤30g，鹿含草30g，木通6g，车前子30g（包）。1剂。

1975年3月14日二诊：畏寒已减，身热稍退（38.6℃），尿时酸痛轻减，口干大便未通，脉浮滑数，舌苔白腻。太阳表证得减，膀胱湿热未清，再拟宣化湿热。处方：川桂枝3g，炒赤芍6g，生甘草3g，炒黄芩9g，金银花、连翘各15g，木通6g，滑石30g，炒知母、黄柏各9g，大血藤30g，败酱草30g，枳实12g，制大黄9g（后下）。2剂。

1975年3月25日三诊：尿频、尿急、尿痛、寒热依次消失。

【原按】

尿路感染，属中医学淋证范畴，多因湿热下注膀胱所致，本证初起兼有表证，故予阳旦汤解表清热与清化湿热之品同用，表邪得解，则专事清利，使湿热得以彻底清化。阳旦汤即桂枝汤加黄芩，记载于《金匮要略·妇人产后病脉证治》之中，其曰："产后风，续续数十日不解，头微痛，恶寒，时时有热，心下闷，干呕，汗出，虽久，阳旦证续在者，可与阳旦汤。"其要在于太阳中风挟热，虽久，证续在者，不虑其虚，仍可予阳旦汤解之，散之。本症虽属膀胱湿热为患，但兼见发热恶寒，汗出等症，当也可用此法治疗之，是其变也。张老医生认为，淋证初期，多属实、属湿、属热，应予清利；淋证日久，本虚之象显露时，于补肾培本之方中，仍须佐用清化之品，标本兼顾，是祛邪务尽，毫不松懈之意也；待湿热净化，则予培补脾肾之剂，以防复燃。张老医生于临床中治疗淋证每用大血藤、败酱草、也常用秦皮、马齿苋，前者清热解毒，化瘀消肿，后者能清肠中湿热，虽然原来皆非治淋证之药，而今移用于淋证，亦颇有效。

摘自：严世芸．张伯臾医案．上海：上海科技技术出版社，2003：118.

案2　姚荷生白头翁汤案

徐某，女，26岁。

初诊：小便时觉坠胀抽痛，小腹下胀，小便不利，热而点滴，经净已10日，无带，口渴，心中热，头痛而眩，背寒汗出，夜寐尚安，面色深黄，舌白，脉弦。诊断为热淋，方用白头翁汤加减。处方：白头翁三钱，秦皮二钱，川黄柏钱半，细生地三钱，川木通钱半，甘草梢一钱，生栀仁二钱，淡竹茹钱半，芦根三钱，金银花三钱，土茯苓三钱。2剂。

二诊：小便时前阴坠胀抽痛止，小腹胀除，间略痛，小便见长，仍热，背寒，心中热尚在，口渴喜冷，头痛除，仍眩。诊断：热淋，病势大减，但未尽。仍用白头翁汤加减。处方：白头翁三钱，粉丹皮二钱，川黄柏钱半，小云连钱半，黑玄参三钱，细生地二钱半，粉丹皮二钱，川木通钱半，甘草梢钱半，淡竹叶钱半，金银花三钱，土茯苓三钱。2剂后愈。

【原按】

本案热淋，姚老根据其小腹下坠，尿时前阴坠胀抽痛，脉弦等症，认为此热淋不仅与心火下移有关，且与肝风下迫膀胱关系更大，所谓火性急迫，风性主动，而肝又禀将军之性，故火热得肝风鼓动，则其势更急，而痛苦更急迫。故取法选方，以白头翁汤合导赤散，清火息风，心肝并治，乃能速获全效。

摘自：黄波，吴科，刘英锋．姚荷生活用白头翁汤案例总结．光明中医，2011，(4)：660.

案3　赵守真当归贝母苦参丸合猪苓汤案

樊氏，青年农妇也。

劬劳家务，又常作业田间，以家贫，不如是助理，一家未能获温饱，故不敢一日告劳也。但其体素不健，疾病时罹，迭来就治，皆数药而安，信甚笃。1944年夏伤于湿热，饮食如常，而小便不利，有涩痛感。时余客零未归，求治于李医，认为湿热所致，先服五苓散去桂加滑石不应，易服八正散亦不应，迁延半月，精神饮食减退，肢倦无力，不能再事劳作。

闻吾归，邀为之治，切脉细滑，面色惨淡，气促不续，口干微咳，少腹胀痛，大便黄燥，小便不利而疼。此下焦湿热瘀滞与上焦肺气不宣，上下失调，故尿闭不通。如仅着重下焦湿热，徒利何益。因师古人上通下利之旨，用宣肺开窍诸品，佐渗利清热药为引导，当可收桴鼓之效。拟用当归贝母苦参丸（改汤）加桔梗、白蔻仁、鸡苏散等，是以桔梗、贝母、白蔻仁开提肺窍，苦参、鸡苏散入膀胱清热利水，当归滋血，以补不足。此与头痛医头者，大相径庭。果然2剂而小便通利，不咳，尿黄而多，此湿热下降之联兆。更以猪苓汤加海金沙、瞿麦滋阴利水，清除积热，数剂小便清，饮食进，略为清补即安。

摘自：刘元苑，伍悦，林霖．赵守真、祝味菊、范中林三家医案．北京：学苑出版社，2009：86.

案4　李石青柴胡桂枝干姜汤案

陈某某，女，26岁。

1985年5月10日初诊：患者因恶寒发热（39.2℃）、腰痛腹痛、尿频急痛2天来本院急诊。小便常规：蛋白（-），脓细胞（+++），红细胞0~2个/HP。中段尿培养：菌落计数>10^5/ml。诊为“急性肾盂肾炎”而留观治疗。经用氨苄西林、复方磺胺甲恶唑片及中药清利通淋剂治疗3天，症情缓解而出院。刻下仍有低热（37.3℃）怕风，小便频数短少，稍有涩痛，溺时少腹胀急，伴有头昏，疲乏，心悸烦躁，口干苦，寐欠安，盗汗，记忆力减退，舌苔薄质偏淡，脉细弦稍数。李师诊为心脾气虚，少阳不和，水气内蓄，决渎不利，方取柴胡桂枝干姜汤加味。处方：柴胡6g，桂枝4g，干姜3g，黄芩10g，花粉10g，牡蛎12g（先煎），龙骨12g（先煎），甘草3g，茯苓神各10g，炒川楝子10g，泽泻10g，车前草12g。5剂。

6月15日二诊：服药5剂，热尽退，小溲利，心悸、盗汗亦减，原方去川楝，加太子参12g，当归8g，朱灯心3g，酸枣仁10g。5剂。

6月22日三诊：药后诸症悉除，化验小便已转阴。后改用归脾丸善后巩固。

【原按】

邪势弥漫，三焦受之，故上中下皆病，三焦壅滞，决渎失职，故小便不利，心脾气虚，饮停阳郁，则见头昏疲乏，心悸、烦躁、盗汗、舌淡，记忆力减退等，邪在少阳，非和不解，饮停阳郁，非温不化，故取柴胡桂枝干姜汤和解少阳，通阳化饮，加茯苓、茯神以健脾宁神，通利小便，龙骨“收敛之中仍有开通乏力”（张锡纯），合牡蛎镇怯而止烦惊，方中蕴桂枝甘草汤、甘草干姜汤，又伍以太子参、当归、枣仁，以益心脾安心神，入泽泻、车前草以增清利之力，因心脾气虚为本，故以归脾丸善后，诸药合用，表里齐走，补泻兼施，通涩并用，辨证用药，丝丝入扣，药中的矢，故获痊愈。

摘自：史锁芳．李石青应用柴胡桂枝干姜汤的经验．南京中医学院学报，1989，(1)：24.

案5　叶腾辉瓜蒌瞿麦丸案

何某，女，51岁，居民。

1984年12月24日初诊：患者原有肾盂肾炎病史，经治疗已愈。近4~5天来，尿急，尿时微痛，尿频，量少，继则点滴而出，日数十次，夜间8~9次，不能平卧，头昏眩晕，腰中有冷感，口渴引饮，观其舌质不红赤而淡红，苔不黄燥而润滑，按其脉不数实而沉缓，问其虽口渴而喜热饮。乃诊断为虚寒淋证，治以温肾化气，行水通淋之品。处方瓜蒌瞿麦丸加减，附片20g（先熬1小时），茯苓15g，瞿麦15g，怀山药15g，栝楼根20g，车前子12g，怀牛膝15g，炙甘草6g。服6剂后，尿通，腰温，诸症向愈。嘱其原方再服4剂，以巩固疗效。

【原按】

淋证乃小便不利也。肾主水而司气化。假若肾气不化，则小便不利而成淋证，气不化水，则津液不上承而上焦燥热，故病人苦渴，治疗以化气、利水、润燥三者兼顾，用瓜蒌瞿麦丸加减，而获痊愈。

摘自：杨殿兴．四川名家经方实验录．北京：化学工业出版社，2006：81.

案6　程门雪五苓散案

姜某，男，43岁。

初诊：1955年3月1日。小溲不爽，努撑始出，少腹酸楚。膀胱气化不展，湿热郁结之故。拟用宣气化、清湿热法。处方：上瑶桂三分，肥知母二钱，川黄柏一钱，云茯苓三钱，猪苓三钱，福泽泻二钱，滑石四钱（包煎），萹蓄草一钱半。

二诊：宣气化、清湿热，尚觉合度，小溲努撑已见减轻。形寒头眩。再以原法出入。处方：川桂枝八分，生白术一钱半，云茯苓三钱，猪苓三钱，福泽泻二钱，块滑石四钱（包煎），萆薢二钱，萹蓄草一钱半，冬葵子三钱，滋肾通关丸四钱（包煎）。

【原按】

本例为湿热下注，膀胱气化不利。程老根据《内经》："膀胱者州都之官，津液藏焉，气化则能出焉"的理论，用滋肾通关丸合五苓散方，并佐利水通淋诸药而取效。滋肾丸中用肉桂辛温通阳，助膀胱气化，配知母、黄柏苦寒以利湿热；五苓散中用桂枝通阳化气，白术健脾运湿，茯苓、猪苓、泽泻淡渗利水。两方一则偏重于清利，一则偏重于淡渗，但通阳化气作用则相同，合并用之，膀胱气化得利，湿浊可以外泄。"通阳化气"，在此例中是一要法。

摘自：上海中医学院．程门雪医案．上海：上海科学技术出版社，2008：191.

案7 柴浩然当归芍药散案

姚某，女，58岁，农民。

1992年5月9日初诊：患者2年前出现尿频，余沥未尽，伴小腹拘急较甚，疲惫乏力，胃脘痞满不适，时轻时重，每因情志不畅加剧。始用诺氟沙星治疗，症状有所缓解，继用无效。经某地区医院诊为尿道综合征。刻诊除上述症状外，尚有时欲太息，饮食减少，舌质淡红，苔白润，脉沉弦而弱。辨证为脾虚肝郁，水运失常。治宜健脾解郁，利水通淋。方用《金匮要略》当归芍药散加味。处方：当归15g，炒白芍15g，川芎9g，炒白术24g，泽泻9g，茯苓24g，佛手6g，合欢花6g，荷叶9g，白茅根30g。4剂，水煎服。

5月14日二诊：上方服后，尿频、小腹拘急减轻，胃痞略轻，余症无明显变化。上方去白茅根，加炒内金9g，海金沙9g。4剂，水煎服。

5月19日三诊：上症减轻，饮食增加，精神好转，仍用上方稍事化裁，调整用量：当归15g，炒白芍12g，川芎6g，炒白术18g，泽泻9g，茯苓18g，炒内金9g，海金沙9g，路路通9g，荷叶9g，炙甘草6g。8剂，水煎服，隔日1剂。

6月8日四诊：上症基本消失，惟情志时有波动，因夏收农忙，嘱服逍遥丸5盒，以巩固善后。后据其邻里来诊，告知病愈。

【原按】

患者素体脾虚肝郁，情志不畅，其病除尿频、余沥未尽外，又见小腹拘急较甚。本案着意于抓主症，借用《金匮要略》治疗“妇人腹中诸疾痛”的当归芍药散，健脾解郁，白茅根、炒内金、海金沙、路路通利水通淋，以收标本兼顾之效。善后治疗考虑本病发病与情志密切相关，故嘱用逍遥丸，长期服用，以资巩固。

摘自：柴瑞霁．柴浩然运用经方治疗尿道综合征经验举隅．山西中医，1996，(1)：4.

案8　程门雪肾气丸案

杜某，男，31岁。

先则小溲频数，继则腹胀里急，溲色清、苔薄舌淡，脉濡。拟予补中益气、金匮肾气丸两方主之。

处方：炙黄芪三钱，炒潞党参一钱半，炒白术一钱半，炙甘草八分，白归身一钱半，炒柴胡八分，制升麻三分，陈广皮一钱半，金匮肾气丸四钱（包煎）。

【原按】

此例溲清而不黄，舌淡脉濡，而无舌红脉数、小溲淋痛等湿热下注之象，则此腹胀里急，当属中气下坠、膀胱气化不及的虚证。程老用补中益气汤以举其中气，金匮肾气丸以阴阳并补，而温助气化，从虚论治。

摘自：上海中医学院．程门雪医案．上海：上海科学技术出版社，2008：193-194.

结　语

淋证初起多属实，湿热较多，宜清利；病久本虚渐露，则宜适当温补，但要注意祛邪务尽，以免过多补益，造成邪气留恋不去，转为慢性。

淋证初起兼有表证，可与阳旦汤，本方即桂枝汤加黄芩，见于《金匮要略·妇人产后病脉证并治》，有解表清热之功效。

小腹下坠，尿时前阴坠胀抽痛，脉弦，肝风下迫膀胱，宜白头翁汤，临床合用导赤散，心肝并治，能获全效。

湿热下注，膀胱气化不利，宜五苓散，合用滋肾通关丸以及利水通淋诸药。

清利淡渗、通阳化气，合并用之，膀胱气化得利，湿热得以外泄。

下焦湿热瘀滞，上焦肺气不宜，口干微咳，小便不利，脉细滑，当归贝母苦参丸，可加桔梗、白蔻仁增强宣发上焦之力，下焦湿热较重可按张仲景法加滑石等。

邪在少阳，饮停阳郁，证见发热、头昏疲乏、心悸、舌淡等，取柴胡桂枝干姜汤和解少阳，通阳化饮。

下焦湿热，兼阳气不足者，证见尿痛、量少、点滴而出，腰冷，口渴引饮，治宜温肾化气、利水通淋，方用瓜蒌瞿麦丸。若兼阴虚，舌红，脉细滑者，宜猪苓汤。

脾虚肝郁，尿频、余沥未尽，小腹拘急，宜当归芍药散，健脾解郁，利水祛湿。

淋证伤及阳气，中气下陷，膀胱气化不利者，见尿虽频数而清，舌淡，脉濡，纯虚无实，程门雪用金匮肾气丸温助气化，并合补中益气汤升举中气。

第三章 癃　闭

癃闭是指小便量少，或点滴不通的一种疾病，癃闭之名，首见于《黄帝内经》，张仲景未论及癃闭，以小便不利代之，并因证立方，如虚劳小便不利，肾气丸；蓄水小便不利，五苓散；湿热伤阴小便不利，猪苓汤，并为当今临床所常用。此外，小柴胡汤、四逆散、瓜蒌瞿麦丸、茵陈蒿汤、桂枝去桂加茯苓白术汤、真武汤、越婢汤、小青龙汤、蒲灰散、滑石白鱼散、茯苓戎盐汤、葵子茯苓散、当归贝母苦参丸等方证中均可见小便不利症状，或是以小便不利为主症，给后人选方用药提供了借鉴。

案1　廖浚泉瓜蒌薤白半夏汤案

杨某，男，64岁。

初诊：1984年11月25日。主诉及病史：冠心病，心脏扩大，心衰Ⅱ级，脑栓塞左侧偏瘫后遗症20多天。近2天来无尿，全日尿量仅约100ml，西医拟诊为急性肾功能衰竭，遂于11月25日下午请余会诊。诊查：小便点滴俱无已2天余，气喘咳逆，饮食不进，饱恶心泛，大便不畅带黏液，时而烦躁，时而昏睡，面赤而浮，足肘浮肿。舌质红，苔黄腻，脉细数无力。辨证：诊为心气不足，湿痰凝肺，脾失健运，肾虚膀胱气化不运。治当益心气，宽中化湿豁痰，以利州都。处方：上肉桂10g（冲服），知母 10g，焦黄柏 6g，法半夏 12g，全瓜蒌 10g，薤白 6g，石菖蒲 6g，藿香梗 10g，砂仁 6g，白术 15g，茯苓 20g，紫丹参 15g。

二诊：11 月 26 日。服上方药 6 小时后小便已畅通，病情有转机，大便带黏液，仍感心泛不思饮食，气喘微咳，精神疲惫。舌苔黄腻而燥，脉结代。证属心气不足，津乏上乘，兼夹湿痰。治以扶正益气生津，兼宽胸理气，除湿化痰。处方：西洋参 10g，紫丹参 15g，法半夏 12g，上肉桂 6g（冲服），黄连 3g，石菖蒲 6g，陈皮 6g，白蔻仁 6g（后下），檀香 10g，茯苓 20g，柏子仁 15g，甘草 4g。3 剂。

三诊：11 月 29 日。饮食增进，二便正常，惟口干思饮，时有头昏气短，食后胃脘不舒。舌光红苔薄白，脉滑数结代。乃心营不足，津液不升，脾胃不和。处方：太子参 20g，玉竹 12g，丹参 15g，法半夏 12g，茯苓 15g，檀香 6g，砂仁 6g，台乌药 12g，百合 20g，佛手 10g，元肉 15g，荷顶 5 个，令服洋参丸 1 日 2 丸。

四诊：12 月 3 日，患者诸恙均减，饮食尚可，大便 1 日 2 次，小便夜频，劳则心悸。舌淡红，苔淡黄，脉细滑而数。此属脾肾两虚心气不足。处方：黄芪 30g，潞党参 20g，茯苓 15g，丹参 15g，檀香 6g，砂仁 6g，法半夏 12g，山药 15g，益智仁 10g，菟丝子 15g，枣仁 15g，蛤粉 15g。连服药 6 剂，一般情况正常而出院。

【原按】

本例病情严重而又复杂，辨证非易，关键在于60 小时无尿。廖老本着急则治标的原则，排除少阴阴盛格阳证外，当机立断从三焦论治。小便点滴俱无是为“癃闭”，责在下焦，滋肾通关丸功效甚宏，其剂量可以倒置，灵活运用。重用肉桂以助命门之火，鼓舞膀胱的气化作用，少用知柏以清湿热而滋阴利水。心气不足，湿痰凝肺，治在上焦，瓜蒌薤白半夏汤能通阳散结、豁痰下气。饮食不进，饱恶心泛，烦闷，治在中焦，故用霍梗、砂仁、白术、茯苓宽中理气，健脾化湿；石菖蒲芳香开窍，逐痰去浊；丹参活血祛瘀，从而达到通治三焦、标本兼顾之目的。利尿之目的达到，才能挽回危逆。继之患者心烦不思饮食，咳嗽气喘，精神疲惫，脉结代，乃心气大虚、胃气衰败，故以西洋参及洋参丸大补元气，恢复阴液；白蔻仁醒脾开胃，乌药有温胃顺气之功，百合滋养肺胃之阴。尔后以益气生津、养心安神、调补脾肾而告痊愈。

摘自：董建华，王永炎．中国现代名中医医案精华（三）·廖濬泉．北京：北京出版社，1990：2148.

案2　吴灼燊桃核承气汤案

吴某某，男，25岁。

初诊：1953年6月8日。主诉：从港返穗市寓友人家，突然小便癃闭，点滴全无，已一昼夜，已便秘3天，加之小便不出，小腹胀痛，努责艰难，口苦咽干，而不敢饮，痛苦异常，请余诊疗。诊查：患者年轻，体质尚好，下腹胀痛剧按，表情痛苦，脉大而应指有力，舌质红，苔黄厚干。返穗后恣啖肥甘，暴饮暴食，加之寄于友人之家，不能适应环境，热滞之邪结于肠腑，下注膀胱。腑气不通，膀胱气机阻塞，焉能有大小便，辩证属癃闭实证，兼腑实燥结，宜内治外熏，双管齐下，便尿两利。治法泻下通腑，疏利宣窍。选桃核承气汤加减。处方：桃仁12g，甘草10g，玄明粉15g（冲服），大黄15g（后下），桂枝15g。另生葱1kg，煎浓汤盛于木桶，坐而熏之，外覆以被，至脐为度，勿另泄气。嘱服药后半小时即坐而熏之。片刻腹有微痛，坠急不可忍耐，二便同时而下，精神焕然一振，不再剂而愈。

【原按】

本例属燥结肠腑、热困膀胱而致大小便闭之证，属实热蕴结于下焦，若不迅速利尿通秘，即可化为热瘀之候则难治矣。故仿仲景桃仁承气汤法，重用大黄、玄明粉、桃仁以攻下泄热，取桂枝、甘草以通膀胱经气而利小便，复以葱水乘热熏前后二阴。盖葱气浓烈润湿，最能开窍通腑气、润燥结，且有疏通气血之效，先贤用以治癃闭便秘最为有用。若内外治法互相结合，疗效更好。

摘自：董建华，王永炎．中国现代名中医医案精华（五）·吴灼燊．北京：北京出版社，1990：383.

案3　张士卿桃核承气汤案

1977年秋，于门诊遇一患者，年近花甲。

自诉尿血已有数日，小腹微觉不适。当时虑其年迈，体欠壮实，为排除恶性病变之可能，遂收入住院。并嘱其先作膀胱镜检查，但次日作检查时，因前列腺肥大，膀胱镜无法插入，只好作罢。以后，由于尿道局部受创，前列腺肿大更甚，以致小便点滴不下，小腹急结胀痛。外科暂予对症处理，行膀胱穿刺抽尿2次，然未能解决根本问题，故又请中医会诊。当时，观其面晦舌暗，苔白而腻，脉沉弦数，按其小腹，膨满胀硬。遂思及《伤寒论》中载有太阳经证不愈，病邪随经入腑，以致气结水停，产生小便不利为主要特征的蓄水证；亦有素有蓄血，更与邪热瘀结下焦，以致小腹硬满，小便自利的蓄血证。而本例患者所见诸证，既有小便不通之类似蓄水证者，又有小腹急结硬满而类似蓄血证者。但究其根由，其尿闭乃因于下焦瘀阻积块（即肿胀肥大之前列腺）压迫尿道所致，且诊得其舌象，脉象，亦足以为佐证。故治拟活血化瘀为主，少佐通淋利尿之品，方取桃核承气汤加味。处方：桃仁10g，桂枝6g，赤芍药10g，丹皮10g，萹蓄15g，海金沙10g，瞿麦15g，大黄10g（后下），玄明粉6g（分冲），琥珀3g（分冲），生甘草10g。上药1剂，水煎分2次服。翌日即能自行排尿，遂于前方去玄明粉，大黄，继服3剂而安。

【原按】

从本例可见，蓄血证与蓄水证可同时并见。究其机制，乃因瘀结在里，气血阻滞，从而妨碍膀胱气化，故除表现为小腹急结硬满外，亦可出现小便不利，甚则癃闭。今以桃核承气汤加味治之，不仅可通瘀散结，而且能通利州都，故其服之有效。

摘自：张士卿．经方活用录验（二）．甘肃中医学院学报，1987，(2)：27.

案4　汤一新瓜蒌瞿麦丸案

周某，男，73岁，职工。

小便胀急不畅3个月，加重半月，用中西药及导尿均疗效不佳。诊见小腹胀急，小便不利，口干不欲多饮，身体虚弱，手足心发热，舌胖有齿印，舌苔薄白，脉细微数。病属癃闭，证属脾肾虚弱，气化不利。治予滋脾温肾，化气行水。处方：瓜蒌瞿麦丸加减。薯蓣45g，茯苓45g，栝楼根30g，瞿麦20g，炮附片6g。蜂蜜为引。3剂，日1剂，水煎服。服后胀急稍减，小便渐通。继服5剂，诸症消失。

【原按】

治疗脾肾俱虚之水肿病变，不宜单纯利水渗湿以为治。遵仲景之法，甘淡滋脾为主，合以温肾之品，有助于消除久利久肿的恶性循环弊病，可避免温阳利水而伤阴，阴伤气乏更水停的恶性循环。

摘自：杨殿兴．四川名家经方实验录．北京：化学工业出版社，2006：114.

案5　龚去非桂枝去芍药加麻辛附子汤案

米某，妊娠6个月。

始因小便不畅渐至点滴不通，下腹胀满，窘迫难忍。靠导尿度日，又惧导尿灼痛之苦，故请龚师诊治。审其身材瘦长，脉证均显气阳不足，先用补中益气汤、春泽汤，无效。再三思之，此乃阳虚气化无力行水之故也。治宜益气温阳，化气行水。处方：桂枝、附子（先煎）、麦冬、知母、生姜、大枣、甘草各15g，麻黄10g，细辛8g，黄芪50g，白芍30g。服2剂痊愈，并足月顺产一男婴。翌年，妊娠6月，又发生癃闭，仍用上方治愈。

【原按】

桂枝加麻辛附子汤，本出《金匮要略·水气病脉证并治》，治水饮结于胃脘，阳虚不能化阴，寒邪阻遏气机，三焦气化失职，水气互结不利，龚师将此方灵活变通，随症加减，成为他治疗本病的验方之一，方中桂枝、附子相伍，温肾通阳，温化三焦气机；重用白芍、甘草缓急止痛；麦冬、知母养阴清热，防止桂枝、附子温热之性；麻黄、细辛与大剂黄芪相伍，上能宣肺气，通调水道，中能益气举陷，下能助膀胱气化行水；甘草、大枣补中以运其气。使上下之气交通，“大气一转，其气乃散”，则小便自通。

摘自：骆常义，盛文健．龚去非运用经方治疗疑难重症的经验．四川中医，2002，(9)：3.

案6 李富玉肾气丸案

患者，男，65岁，干部。

主诉：小便点滴不通，小腹憋胀3天。于2005年10月19日入住泌尿科。患者素有腰膝酸困疼痛，近来因生气而出现上述症状。入院后诊断为急性尿潴留、尿路感染。用抗生素及己烯雌酚等药治疗，效微，仅暂时改善，旋即闭塞如故。故留置导尿，请李老师会诊进行中医治疗。刻下症见小便点滴不通，腹胀，腰膝酸软，四肢欠温，纳尚可，大便调，舌质淡苔薄白，脉沉细弱。李师认为证属肾阳虚衰、寒凝阻滞。治宜温肾助阳，化气利水。处方：熟附子 8g，桂枝 10g，山茱萸 10g，山药 15g，泽泻 15g，茯苓 15g，瞿麦 12g，苍白术各 10g，党参 10g，黄芪 20g，防己 8g，甘草 6g。6 剂，日 1 剂，水煎分服。

二诊：于服药 3 天去导尿管后即有少量尿液排出，尿次频，次日小便畅，现基本通利，为巩固疗效继服 6 剂后痊愈出院。嘱其回家后在服同仁堂的成药肾气丸 1 月。后随访至今未再反复。

【原按】

李老治疗阳虚寒凝型尿潴留患者的辨证思路和处方用药，正是应用了《金匮要略》中的肾气丸和瓜蒌瞿麦丸加减。如《金匮要略·消渴小便不利淋病脉证并治》："小便不利者，有水气，其人苦渴，瓜蒌瞿麦丸主之。"再如《金匮要略·血痹虚劳病脉证并治》："虚劳腰痛，少腹拘急，小便不利者，八味肾气丸主之。"提示本例腰膝酸软，小便不利，小腹胀痛特征具备，据此立法方药。

摘自：许彦来，陈美南．李富玉教授运用经方治疗癃闭经验．河南中医，2010，(9)：859.

结　语

癃闭病位在膀胱，但与三焦气化有关，治疗本病要有整体观念，切不可徒用通利。若痰湿阻滞中上焦，湿热蕴结下焦，膀胱气化不行，宜疏利三焦，方用瓜蒌薤白半夏汤通阳散结、豁痰下气为主。中焦不和加藿梗、砂仁、白术、茯苓、石菖蒲。下焦湿热，可合用滋肾通关丸，廖浚泉主张重用肉桂助命门之火，鼓舞膀胱气化，而少用知母、黄柏清利湿热。

若实热蕴结于下焦，燥结肠腑，热困膀胱，瘀血不行，大小便并闭，当迅速通秘逐瘀，化气通利，宜桃仁承气汤法。方中大黄、玄明粉攻下泄热，桃仁逐瘀通络，桂枝则有通膀胱气化而利小便之功。

治疗癃闭当注重下焦气化，对于脾肾不足者，因气化不利，小便不利，燥热内生，可用瓜蒌瞿麦丸。方中山药、花粉甘淡养阴，茯苓、瞿麦通利小便，并用少量附子温肾助运，有利水温阳不伤阴之效。

癃闭与膀胱气化失职有关，气化有赖于三焦，若三焦气化不行，则小便自不能通利。宜桂枝去芍药加麻辛附子汤。

若腰膝酸软，小便不利，舌淡苔薄白，脉沉细弱，此为肾阳不足，气化不利，宜肾气丸。

第四章 尿 血

尿血指血中混有血液的一种病证。《黄帝内经》又称为溺血、溲血。张仲景云："热在下焦者，则尿血。"概括性的提出尿血的主要病机是下焦湿热熏灼，伤及血络所致。至今仍是临床治疗的主要指导思想。但湿热形成的原因有别，且尿血也有因虚寒不固所致者，故临证当辨证使用经方治疗。

案1 祝谌予麻黄连翘赤小豆汤案

王某，男性，17，学生。

1974年11月22日初诊。患者：无痛性血尿近3年。患者3年前牙龈感染化脓，经切开引流治愈，以后出现肉眼血尿，偶见小血块，无尿急、尿痛、腰痛、水肿等症状。先后在各大医院多次住院，检查血、尿、便常规，肝肾功能、腹平片、肾盂造影、肾扫描等无异常发现，5次膀胱镜检查发现双侧输尿管出血，曾予大剂量青霉素、系统抗结核、泼尼松，止血及清热解毒、滋阴补肾中药多剂治疗无效。1974年8月始低热37.5~38℃，10月23日以血尿、低热原因待查收住本院内科，多项检查仍无异常，尿中持续大量红细胞，予活血化瘀中药治疗半月无改善乃出院。既往颜面、颈胸部皮肤反复湿疹样改变10年，变态反应查对蛋白、大豆过敏。

现症见：低热37.5~38℃，尿色红赤，颜面颈胸皮肤湿疹瘙痒，有渗出结痂。胸闷，大便干燥。舌红，苔黄微腻，脉弦滑。辨证立法：湿热内蕴膀胱，迫血妄行，外发皮肤。治拟利湿清热，凉血散风，方用八正散合麻黄连翘赤小豆汤加减。处方：萹蓄 12g，车前子 15g（包），木通 10g，六一散 15g（包），茵陈 30g，萆薢 12g，黄芩 12g，生地 30g，白茅根 30g，麻黄 10g，荆芥 10g，连翘 10g，赤小豆 30g，水煎服。服药 2 剂，尿色突然变为清亮，大便通畅。再服 5~6 剂，复查尿常规仅有极少红细胞。守方连服 20 余剂，血尿告愈，尿检正常。随访半年未再尿血，恢复学业。

【原按】

本案湿热内蕴膀胱，迫血妄行导致尿血，辨证无误。利湿清热，凉血止血，本属正治。为何前用多剂清热解毒、滋阴补肾之药不效。缘由湿热互结，热蕴湿中，不得透发，再过投寒凉之品，格拒于外，火郁更甚，造成寒包火之势，湿难消而火难清。祝师治疗遵“火郁发之”之原则，在大量清热利湿、凉血止血药内投以麻黄、荆芥辛温之味，升散郁火，以热引寒而一举收效，可见精通中医治则治法至关重要。

摘自：董振华．祝谌予临证验案精选．北京：学苑出版社，1996：67.

案 2　顾武军小柴胡汤案

吴某，女，43 岁。

2005 年 3 月 3 日初诊：患者 1 年前因工作关系常忍尿不解，后觉腰酸痛，伴尿频、尿赤，在当地医院检查尿常规：尿潜血（+++），红细胞 2~3 个/HP。经治疗效果不明显，腰酸及尿血未好转。诊见形体偏瘦，性格急躁，手心热，口渴但饮不多，腰酸痛，尿频量少，尿赤灼热，气味臭，无尿痛及浮肿，时有腹痛，大便较干，间隔 3 天 1 次，舌红、苔少，脉弦。证属少阳三焦不利，阴虚内热。治以清疏为主，佐以养阴止血，方以小柴胡汤合猪苓汤加减。处方：柴胡、法半夏、炙甘草、黄芩各 5g，太子参、桑寄生、补骨脂、蒲公英、山茱萸、女贞子、墨旱莲各15g，猪苓、茯苓、阿胶（烊化）各10g，仙鹤草20g，生地黄、白茅根各30g。每天1剂，水煎服。

二诊：服7剂，自觉小便清爽，腰酸痛好转，手心仍觉发热。药已对症，守原方加青蒿、炙鳖甲（先煎）各15g。

三诊：再服7剂，症状明显改善，腰酸痛基本消失，小便微黄、无灼热感，仍口干、鼻干，鼻涕有血丝，手心热，大便不成形，舌尖稍红。二诊方去阿胶，仙鹤草减为15g，柴胡加至10g以增疏利之功，加藿香梗10g，以芳化湿浊。

四诊：服14剂，腰酸腰痛除，小便正常，惟腹胀、矢气不畅，大便偏干，2天1次。于3月28日复查尿常规：尿潜血（-），上皮细胞2~3个/HP。原方稍增减调理，继服7剂而愈。

【原按】

小柴胡汤原用治伤寒邪在少阳，枢机不利之证，猪苓汤主治阴虚有热，水气不利之证。少阳包括手少阳三焦经与足少阳胆经，三焦主决渎而通调水道，又为水液、气机运行之通道。少阳枢机运转正常，则三焦通畅，水液、气机得以升降自如。本例患者素体阴虚，加之肝火素盛而伤阴，致阴虚火旺，虚火灼伤肾及膀胱血络，则血随尿出。病位在肾与膀胱，但涉及少阳三焦，证属少阳三焦不利，阴虚火旺，故治以清疏。根据小柴胡汤可使“上焦得通，津液得下，胃气因和”，选用本方加减治疗肾盂肾炎及泌尿系感染等，疗效较好。猪苓汤亦常用于治疗热淋、血淋、血尿等，证属阴虚有热，气化不利，或阴虚下焦湿热者，亦有良效。顾老师治疗本例患者选用小柴胡汤合猪苓汤加减，取小柴胡汤疏肝清热，枢利少阳气机。猪苓、茯苓淡渗利水，生地黄、桑寄生、补骨脂、山茱萸、女贞子、墨旱莲补益肝肾之阴，阿胶、仙鹤草、白茅根养血清热止血，蒲公英清热解毒。诸药合用，共奏清热滋阴、淡渗利水、养血止血之功效。

摘自：刘敏，吴承峰．顾武军教授临证运用经方治验举隅．新中医，2006，(3)：69.

案3　王琦猪苓汤案

何某，女，38岁。

血尿1个月，伴见腰膝酸软，双下肢轻度浮肿，小便短赤，神疲乏力，易出汗，头晕耳鸣，心烦，口干欲饮，舌质红，苔少，脉细数。曾在多家医院诊治，诊断为慢性肾小球肾炎，虽经中西药治疗，但尿检一直有红细胞。今查尿常规：红细胞20～30个/HP，白细胞0～1个/HP，尿蛋白微量，无管型。西医诊断：慢性肾小球肾炎；中医诊断：尿血。辨证为肾阴亏虚，热伤血络。治以滋阴清热，凉血止血。方以猪苓汤加减。处方：猪苓15g，茯苓10g，泽泻12g，阿胶15g，炒蒲黄10g，滑石15g，茜草10g，三七粉3g（冲服），琥珀粉1.5g（冲服）。6剂。

二诊：患者诉症状有所好转，仍觉腰膝疲软、乏力，尿常规示：红细胞2～5个/HP，白细胞0～1/个HP，余无异常，仍守上方继服6剂。

三诊：诉未见血尿，双下肢浮肿消失，惟仍觉腰膝酸软，双目干涩，余症悉消，舌红苔少，脉细数，查尿常规示：红细胞0～5个/HP，余未见异常。治以一诊方去琥珀粉、三七粉，加墨旱莲15g，14剂，另嘱服知柏地黄丸每次1丸，日2次，服1月。再复诊，诸症悉除，尿检阴性。

【原按】

尿血是指肉眼血尿或小便镜检有红细胞而排尿不痛的一种病证。多由火热伤及肾与膀胱脉络，血溢于外，随尿而出；或因脾肾两亏，统摄失职，瘀血内阻所致。尿血的病位主要在膀胱与肾，与心、肺、脾、小肠有关。本案先生辨为肾阴虚，虚热久羁伤络，且耗伤阴精，故血尿时作时休，或长期镜下血尿。治宜滋阴补肾，清热凉血。《素问·气厥论》有云："胞热移于膀胱，则癃溺血。"指出尿血主要由热邪损伤膀胱脉络引起，故先生对血尿一证的辨治主张提纲挈领，不宜繁杂。提出血尿可分为实热、虚热和瘀血三个证型，临床辨治即以此三型为主。论治时强调不能一味清热利湿、大剂苦寒药堆砌，应辨证、辨体与辨病相结合，应注意止血而不留瘀。本案即以猪苓汤为基本方，该方乃仲景治疗水热互结而阴虚之方。其病机特点为，既有阴虚又有水气，既有湿热郁阻膀胱，又有肾阴不足之虚热，与本案病机相符，故先生用之治疗血尿。另加凉血止血之墨旱莲、茜草及滋阴清热之知柏地黄丸，药证相符，故其效灵验。先生恒言用猪苓汤治血尿古今医家多有启示。《古方便览》载有“男子患血淋，二三年，一日血大出，痛不可忍即予以猪苓汤，渐收效，不再发”。故先生对临床常见之肾盂肾炎、膀胱炎以及尿路结石之尿痛、尿急、尿血等湿热侵及下焦、阴亏水热互结者，亦常以此方加减治疗，每获良效。

摘自：吴少刚，骆斌．王琦教授运用经方辨治疑难杂病验案举隅．北京中医药大学学报，1998，(6)：40.

结　语

尿血多由下焦蕴热，一般分为实热、虚热，辨证施用经方。

若湿热内蕴膀胱，迫血妄行导致尿血，当利湿清热，凉血止血，可选用麻黄连翘赤小豆汤，合八正散。祝谌予认为，本病热蕴湿中，不得透发，再加上过投寒凉之品，往往造成寒包火之势，此际当遵“火郁发之”，在大量清热利湿、凉血止血药内投以麻黄、荆芥辛温之味，升散郁火。

肾阴虚，虚热久羁伤络，且耗伤阴精，故血尿时作时休，治宜滋阴补肾，清热凉血，以猪苓汤为基本方，可合用滋阴清热之知柏地黄丸。若肝火伤阴，致阴虚火旺，灼伤肾及膀胱血络，尿血、急躁、脉弦者，宜合小柴胡汤。本证可加凉血止血之墨旱莲、茜草、白茅根等。

第五章 小便不禁、遗尿

小便不禁是指小便不能控制而自行排出的疾病；遗尿是指在睡眠中小便自行排出，醒后方知的疾病。张仲景于《伤寒论》主要论述了热病神昏遗尿，相对局限。杂病遗尿、小便不禁的最早系统论述见于《诸病源候论》，后世对其病机进行了深入的研究，今认为二病与下焦虚寒、气化不固有关，与心、肺、肝等脏有关，但也有因湿热、瘀血阻滞所致者。临床报道表明，本病因证使用经方治疗，有较好疗效。

案1 颜德馨麻杏石甘汤案

吴某，女，55岁。

小便失禁1月，以睡中遗尿为主，轻时每夜1次，重则1夜3次，经常在子丑时刻发作。昼日也常因咳嗽、喘嚏而出现小便自遗，迭服温补固涩之剂效果不显。患者神疲乏力，胸闷肋胀，咳嗽不爽，痰黄而稠，咯吐不畅，舌红，苔薄黄，脉细弦。证属肝郁化火，上犯刑肺，肺热不能约束水道所致，治以清肺疏肝。处方：生麻黄6g，杏仁10g，生石膏30g（先煎），生甘草3g，白术10g，白芍10g，防风6g，陈皮6g，升麻3g，葛根6g。服药5剂，遗尿即见好转，持续服药1周，夜间遗尿未发，昼日小便失禁亦消失。

【原按】

肺为“相辅之官，治节出焉”，统辖一身之气，无经不达，无脏不转，肺又为水之上源，与膀胱通气化，故肺气宣发，气行则水行，津液四布，水道通畅。小溲之通闭，与肺关系至密，若肺气壅滞，气化不及州都，膀胱失约，则遗尿不止，临床习用麻杏石甘汤出入，以清宣肺气，通调水道，下输膀胱，启州都之气化，通上而达下。兼气机膹郁者，加枳壳、桔梗；气虚而滞者，加黄芪、党参、升麻等。

摘自：颜德馨．颜德馨临床经验辑要［M］．北京：中国医药科技出版社，2000：92.

案 2　焦树德越婢汤案

施某，女，28 岁。

2005 年 8 月 26 日初诊：患者反复尿频 1 年，常因受凉、劳累、紧张而加重。初诊：患者患尿频 1 年，夜间为重，3~4 次/晚，查尿常规：红细胞>50 个/HP，尿蛋白 1.0g/L。经肾穿刺诊为狼疮性肾炎。服泼尼松（15mg，每日 1 次），吗替麦考酚酯片（2 片，每日 2 次）1 月余，效果不显著。舌淡暗，苔白，脉沉细，尺弱。诊为劳淋（狼疮性肾炎），肺失宣肃，浊毒入肾证。此为肺失宣肃，肾失气化，浊毒入肾，致排尿不畅，精微外泄，治疗应宣肺达邪，解表散湿，意在复水之上源之宣肃功能，而达到助肾气化之功，兼以清热解毒，以祛浊邪。越婢加术汤合五味消毒饮加减。处方：生麻黄 9g，生石膏 30g，苍术 12g，炙甘草 5g，生姜 3 片，大枣 4 枚，冬瓜皮 30g，桑白皮 12g，金银花 15g，连翘 20g，蒲公英 30g。水煎服，日 1 剂。

二诊：服药 3 周后，尿频变化不明显，尿蛋白（++），泼尼松减为 7.5mg，每日 1 次。在上方基础上加白术 12g，炒薏苡仁 30g，炒山药 12g，去冬瓜皮、桑白皮，意在健脾渗湿。处方：生麻黄 10g，生石膏 30g，苍术 12g，炒白术 12g，茯苓 20g，炙甘草 6g，生姜 3 片，大枣 4 枚，金银花 18g，连翘 20g，蒲公英 30g，炒薏苡仁 30g，炒山药 12g。水煎服，日 1 剂。

三诊：服药 2 周后，尿频明显改善，尿蛋白消失，但尿中仍有红细胞，在上方基础上加黄柏炭、茅根炭以止血，紫花地丁、紫背天葵以加强解毒之力。处方：生麻黄 10g，生石膏 30g，苍术 12g，炒白术 12g，茯苓 25g，炙甘草 5g，生姜 3 片，大枣 4 枚，黄柏炭 15g，金银花 18g，连翘 20g，紫花地丁 20g，紫背天葵 10g，炒知母 10g，茅根炭 30g。水煎服，日 1 剂。

四诊：连续服上方中药 3 个月，西药已停 1 个月，化验显示：仍有血尿，间断有尿蛋白，总量较前减少。现频繁出现筋肉抽搐，以右肩、两大腿为著。故加伸筋草、双钩藤以舒筋息风。处方：生麻黄 10g，生石膏 30g，苍术 12g，炒白术 12g，大小蓟各 15g，茯苓 20g，炙甘草 6g，生姜 3 片，大枣 4 枚，伸筋草 20g，双钩藤 30g。

【原按】

患者以夜尿多为主诉，且尿中有精微物质外泄，自觉除尿频以外，其他症状均不明显，可见是由气机不畅所致。肺为水之上源，肺失宣肃，不能通调水道而致尿频，肾主水，肾失气化则精微外泄，治疗应以宣肺达邪，解表散湿为大法，意在复水之上源之宣肃功能，而达到助通调水道、助肾气化之功，兼以清热解毒，以祛浊毒。此案精华为：肾病，不治肾而治肺，开上源以利下源，既有提壶揭盖之妙，又暗合“开鬼门、洁净府”之经旨，故获得卓著的疗效。此案示人以大法：临证要从整体出发，活用藏象理论，方能合理精准用药。

摘自：贺兴东．当代名老中医典型医案集内科分册（下）．北京：人民卫生出版社，2009：983.

案3　赵守真甘草干姜汤案

刘君，30岁，小学教师。

患遗尿症甚久，夜则数遗无间，良以为苦。医咸认为肾气虚损，或温肾滋水而用桂附地黄汤，或补肾湿涩而用固阴煎；或以脾胃虚寒而用黄芪建中汤、补中益气汤，其他如鹿茸、紫河车、天生黄之类，均曾尝试，有效有不效，久则依然而无法治。细诊其脉，右部寸、关皆弱，舌白润无苔，口淡，不咳唾液，口纳略减，小便清长而不时遗，夜为甚，大便溏薄。审系肾、脾、肺三脏之病。但补脾温肾之药，服之屡矣，所未服者肺经之药耳。景岳云："小水虽利于肾，而肾上连肺，若肺气无权，则肾水终不能摄，故治水者必先治气，治肾者必先治肺。"本证病缘于肾，因知有温肺以化水之治法，又甘草干姜汤原有治遗尿之说，遂借用此方。处方：炙草24g，干姜9g（炮透）。每日2剂。3日后，尿遗大减，涎沫亦稀，再服5日，而诸症尽除。

摘自：刘强．名老中医医话．北京：科学技术文献出版社，1985：446.

案4　郝万山四逆散合小柴胡汤案

戴某，女，54岁，河北唐山人。

初诊2004年6月12日：患者小腹坠胀，尿频，伴心悸失眠1年。1年前患者因情志不遂而发小便频数，小腹窘迫坠胀，甚则蹲厕不起，尿意频频，淋漓不断，尤以临睡前加重，以致难以入睡。无尿痛及尿道灼热感，各项化验检查及膀胱、肾、输尿管、子宫附件等B超检查均正常，西医诊断为神经源性膀胱炎，曾给予多塞平、艾司唑仑等药治疗无效。中医多以淡渗利湿、健脾补肾、补中益气等法治疗，亦无疗效。由于遍求中西医诊治而罔效，患者整日痛苦难言，几次自杀皆被解救，生活几乎不能自理。

特邀郝老师会诊。刻下小腹时时窘迫坠胀，小便频数，日行20余次，尤以睡前为甚，伴心悸不安，叹息不止，纳食不香，失眠多梦，甚至彻夜难眠，大便尚可。舌质暗红，苔薄白，脉沉弦。根据四诊，郝老师认为，患者病证起于情志不舒，病程既久，痛苦难耐，求医无效，精神忧虑自然加重，肝气郁结，进而导致三焦失畅，开合失调，水液不化。水邪下迫，因此小便频数，少腹窘迫坠胀；水气凌心，是以心悸不安，夜寐不宁。于是拟宣畅气机，化气行水，安神定志之法，方用四逆散、五苓散和孙思邈定志小丸化裁。处方：柴胡10g，枳壳10g，赤芍10g，党参10g，石菖蒲6g，远志10g，茯神20g，桂枝6g，泽泻15g，猪苓10g，白术10g，炙甘草6g，陈皮10g，炒枣仁20g。7剂，水煎服，每日1剂。

2004年6月19日二诊：患者服药7剂，小腹窘迫坠胀感减轻，每日小便次数减少至10余次，心悸不安及夜寐不宁之症较前也略有好转，纳食见增，叹息仍作，舌质暗红，苔白，脉沉弦。效不更方，继服7剂。

2004年6月26日三诊：患者又服7剂，小腹窘迫坠胀大减，仍有下坠及尿频感，小便次数每日减少至6次左右，纳食尚可，叹息已不发作，心悸仍有，夜寐多梦易醒，舌质暗红，苔白，脉沉弦。郝老师认为，患者气郁日久，水郁生痰，部分水邪虽去，但痰郁交阻未解，痰浊上蒙神窍，心神失养，是以心悸尚未完全缓解，多梦易醒仍在，改用自拟方柴桂温胆定志汤加味，畅气机，化痰浊，养神窍，定心神。处方：柴胡10g，黄芩10g，陈皮10g，法半夏10g，全瓜蒌20g，枳壳12g，竹茹10g，茯神20g，党参10g，石菖蒲6g，远志10g，炒枣仁20g，桂枝5g，猪苓15g，生龙骨、牡蛎各30g，炙甘草6g。7剂，水煎服，日1剂。

2004年7月2日四诊。患者服药7剂，小腹坠胀已除，小便次数正常，心悸缓解，夜间尚有多梦易醒。纳食增多，舌脉同前。效不更方，继服14剂，水煎服，隔日1剂。后随访诸症消失，至今未作。

【原按】

郝老师常言，诊治疑难病症要注意抓病因和主症，并应进而仔细探求其病机。对病机复杂者，要注意针对复杂病机，选用多方组合。本例患者病程日久，病机复杂，老师抓住起于情志不遂的病因，小便不利、少腹坠胀和心悸失眠这三个症状，根据《伤寒论》："少阴病，四逆，其人或咳，或悸，或小便不利，或腹中痛，或泻痢下重者，四逆散主之。"用四逆散疏肝解郁。又据原文，悸者，为水气凌心，加桂枝温通心阳；小便不利者，为水气不化，加茯苓以淡渗利水。于是由桂枝、茯苓两药扩展为五苓散，且五苓散证有"少腹苦里急"的表现，与本例病人小腹窘迫坠胀相类，因此选用五苓散和四逆散合方。而心悸失眠虽为水气凌心所致，但病程日久，心神暗耗，神窍失养的病机也必然存在，于是再配安神定志丸以益心气，安神志。如此合方，则疏肝解郁，通阳利水，宁神定志，而诸症皆愈。

摘自：刘玉洁．郝万山教授经方验案．中国中医药现代远程教育，2005，（6）：34-35.

案5　祝谌予五苓散案

兰某，女性，14岁，学生。

1978年1月33口初诊：患者尿频3个月。于1977年10月中旬感冒高热，当地医院予庆大霉素，治疗5天后出现尿意频繁，白天几分钟即尿1次，每日多达140~150次，但夜间入睡之后则尿频停止。多次尿常规检查均属正常，逆行肾盂造影检查亦无异常发现。发病以来进食很差，消瘦明显，以致不能正常上学，经我院神经内科诊断为神经性尿频，求治于祝师。现症见尿频每日多达150次左右，但尿量不多。尿意不能控制，强行控制即觉小腹胀痛难忍，然寐后则如常人。小便淋沥不畅，腰痛腰酸，外阴痒痛，乏力头痛，脘腹胀满，畏寒足冷，口干思饮，月经尚未来潮。舌质红，苔白腻，脉滑。辨证为膀胱蓄水，气化不利。治宜通阳化气，利水渗湿。以五苓散、萆薢分清饮、二草丹增损治之。处方：桂枝10g，白术10g，茯苓25g，猪苓10g，泽泻15g，川萆薢15g，乌药10g，石菖蒲10g，补骨脂10g，木通6g，车前草30g，墨旱莲15g。每日1剂，水煎服。

二诊：服药7剂，腰痛及外阴痒痛消失，每日尿次减至100次左右，且尿量增加。再服7剂，每日尿次80次，有时能自控，口干喜冷饮，便溏，舌红苔白，脉细滑。仍守前法拟配入药。处方：桂枝30g，白术60g，茯苓60g，泽泻30g，木通30g，萆薢60g，石韦60g，丹皮30g，白芍30g，生山楂90g，赤小豆90g，生白果30g，生黄芪60g，炙甘草30g。诸药共研细末，炼蜜为丸，每丸重10g，每服1丸，每日3次。连服1月余，尿意能随意控制，每日尿次17次，余均告愈。嘱其带药返回当地继服巩固疗效。

【原按】

肾主开阖又司二便，膀胱为津液之府主气化，故凡小便失控或频数，中医多从温肾固涩为治。本案以尿意频频为主要见证，祝师认为辨证关键有：若尿频伴尿量极多，小便通畅者，是属肾气不固，膀胱失约，水泉不止，宜用温补肾气、固脬缩尿法治之；若尿频伴尿量不多，小便不畅者，则为膀胱蓄水，开阖失常，气化不利，惟用通阳化气法治疗才能尿畅而尿次减少。若仍用固肾缩尿法，只能越固越涩，癃闭之证在所难免。因此祝师针对本案膀胱蓄水、气化不利之病机，采用通因通用治法，以五苓散为主通阳化气、利水渗湿为主，辅以萆薢配补骨脂，一利一涩；菖蒲配乌药，一上一下；车前草配墨旱莲，一清一补，共奏温运阳气、化浊分清之功，而获药到病除之效。

摘自：董振华．祝谌予临证验案精选．北京：学苑出版社，1996：70.

案6　姚培发肾气丸案

金某某，男，62岁。

1986年5月18日初诊：患者半年前因口渴甚，尿多而经上海某医院诊断为中枢性完全性尿崩症，每3天1次注射垂体后叶粉0.4ml维持。现渴饮甚，尿频量多，夜尿5~6次，面色㿠白，心悸少寐，舌质红，脉细数。尿比重1.004。辨证为阴阳俱虚，但以肾阴不足为主。治宜补肾滋阴，温阳缩尿。处方：生地、熟地、山茱萸、知母、玉竹、怀山药、菟丝子、益智仁、覆盆子、金樱子各10g，玄参12g，桑螵蛸30g，乌梅9g，陈皮4.5g。

二诊：服药月余后，诸恙好转，口干饮而不多，畏寒气短，神疲乏力，舌淡红胖大，脉细弱。处方：生地、熟地、花粉、北沙参、菟丝子、覆盆子各15g，黄芪30g，山茱萸10g，肉桂3g（焗），制附子6g。11月23日门诊随访，停用垂体后叶粉，诸症基本消失，尿比重为1.010，并已返回工作岗位。

【原按】

本例系真阴不足，命火衰弱之证，初诊时以真阴不足为主，故用生地、熟地、山茱萸、玄参、知母等滋补肾阴，唯恐单纯补阴，真阴不化反为阴凝之邪，故用菟丝子、益智仁以温振肾阳，蒸化真阴，使阴精四布。覆盆子、金樱子等固肾缩尿，使阴津四布而不下流。而后，阴精渐复，肾阳未充，故在熟地、玉竹、山茱萸等补肾阴之基础上，投以肉桂、附子等助阳化气之品，以壮肾阳，即“阴中求阳”，如此变通而起沉疴。

摘自：李建生．补肾法治疗老年病经验举隅．新中医，1994，1：63.

案7　杨百茀桂枝加葛根汤案

敖某，女，65岁。

1992年2月28日初诊：患者近10年来夜间尿频，每夜5次左右。排尿时无胀痛急迫之感，尿色清而量多。经反复检查，未见器质性病变。曾服补肾诸药，未获寸效。伴眩晕耳鸣，自汗盗汗，口干不欲饮。遇冬较常人畏寒，值夏比常人恶热。患子宫脱垂5年。诊见精神不振，面色㿠白，舌质淡红，苔薄白，脉沉细。证属阴阳失调，血虚生风。法当调和阴阳，养血祛风。方以桂枝加葛根汤加味。处方：钩藤、葛根、白芍各15g，炙甘草、生姜各6g，大枣5枚，当归、桂枝、天麻、僵蚕各10g。水煎服，日1剂。服完12剂，夜间多尿即除，眩晕耳鸣等诸症亦告痊愈。

【原按】

桂枝加葛根汤是张仲景为太阳中风兼太阳经气不舒证而设。方中桂枝汤解肌祛风，调和营卫；葛根升津舒经，且助解表。今杨师以该方治疗多尿，其意不在和营卫，而在调阴阳。患者年逾"七七"，身体日衰，斯时多尿，脉证相参，乃阳虚不固，阴虚失守，阴阳不和之故。而"桂枝汤外证得之，能解肌去邪气，内证得之，能补虚调阴阳"（《金匮要略心典》）。因此，主以桂枝汤调和阴阳，辅以葛根升提津液。阴阳平调，津液升发，则多尿自止。当归、天麻、钩藤、僵蚕皆为佐药，与白芍共奏养血祛风之效，以除眩晕兼证。诸药配伍，主次兼顾，切中病机，效如桴鼓。

摘自：戴天木．杨百茀经方新用两则．国医论坛，1993，(1)：17.

案8　印会河桂枝龙骨牡蛎汤合肾气丸案

高某，男，17岁，高中学生。

由于经常遗尿，被褥常湿，而又羞于曝晒。积久尿毒吸入皮肤，造成继发尿毒性关节炎，遍身疼痛而肿。经其表姐问疾而求治于余。余未见病人，仅询得病人乃因梦遗尿，即为处桂枝龙骨牡蛎汤加味令服10剂。处方：桂枝9g，炒白芍12g，甘草9g，煅龙骨、牡蛎各30g，桑螵蛸30g，益智仁9g，生姜9g，大枣5枚。据病人来信云：约服至7~8剂时（每晚睡前嘱服1丸桂附八味丸），遗尿即止。尿毒性关节炎，从此言瘥。

【原按】

因梦遗尿是指睡梦中自认为如厕，但醒后却是尿炕，这种遗尿，是由梦引起的，与神不内守有关。以桂枝龙骨牡蛎汤安神养肾。本方用桂枝汤温养气血，调和阴阳表里；龙骨、牡蛎镇心而去梦境，桑螵蛸、益智仁缩小便。加桂附八味丸，补肾气以助膀胱固摄小便。凡因梦遗尿者，率先用此，疗效甚好。

摘自：印会河．印会河中医内科新论．北京：化学工业出版社，2010：208.

结　语

对小便不禁、遗尿，可从肺、肝、心、肾入手，选用经方调治。

肺为水之上源，因肺热不能约束水道所致，膀胱失约，则遗尿不止，临床可用麻杏石甘汤、越婢汤，清宣肺气，通调水道，启州都之气化。因肺寒不能摄水，而致小便不禁者，宜甘草干姜汤，赵守真认为其辨证关键在于：一是脉右部寸关皆弱，舌白润无苔，口淡，大便溏薄。二是屡服补脾温肾之药无效。

因情志不遂，肝气郁结，三焦气化失调，开合失司所致者，宜四逆散或小柴胡汤；心悸失眠，合定志丸；气化不利，水液内停，虽见小便频数，也宜合用五苓散化气利水止尿；痰热内阻，合用温胆汤。

肾主开阖，膀胱之气化本源于肾，小便不禁多因肾气虚寒所致，方宜用肾气丸。姚培发认为本方的特点是阴中求阳，既滋阴凝邪，也不温燥伤津。若阴不足为主，畏肉桂、附子燥热，可用菟丝子、益智仁替代。若肾阳不足，则可径用肉桂、附子助阳化气，以壮火之源。临证可加覆盆子、金樱子等固肾缩尿，以提高疗效。

祝谌予认为，肾气虚寒与膀胱蓄水均可见小便不禁，若辨析不明，对小便不禁兼蓄水者，治以温肾气固尿之法往往不效，因此，提出其辨证要点：若尿频伴尿量极多，小便通畅者，是属肾气不固，膀胱失约，水泉不止；若尿频伴尿量不多，小便不畅者，则为膀胱蓄水，开阖失常，气化不利。此刻当通因通用，采用通阳化气法治疗，方选五苓散。

小便不禁属于阳虚不固、阴虚失守者，兼见眩晕、耳鸣、自汗等，可选用桂枝汤调和阴阳，方中葛根有升津之功效。印会河采用桂枝龙骨牡蛎汤调和阴阳、安神收敛。肾虚者可合用缩泉丸，重者合用桂附八味丸，对因梦遗尿疗效甚好。

下篇

常用经方篇

在泌尿系统疾病的临床治疗中，经方运用得当，往往可收到意想不到的效果。近年来，诸名家灵活使用经方，拓展了经方在泌尿系统疾病中的应用，积累了较多的临床经验，进一步丰富和发展了经方的运用。

经方治疗泌尿系统疾病常见的方剂有：

麻黄类方：急性肾小球肾炎、慢性肾小球肾炎、肾病综合征、慢性肾功能衰竭，风寒袭肺，用麻黄桂枝各半汤、麻黄汤；郁热用越婢汤、麻杏石甘汤；湿热内蕴，治以麻黄连翘赤小豆汤；阳气不足者用麻黄附子细辛汤、桂枝汤去芍药加麻黄附子细辛汤。

苓桂类方：急性肾小球肾炎、慢性肾小球肾炎、肾病综合征、慢性肾功能衰竭、尿路感染或结石，气化不利所致者，用苓桂术甘汤、五苓散；湿热伤阴，治以猪苓汤。

附子类方：慢性肾小球肾炎、肾病综合征、慢性肾功能衰竭、尿路感染或结石，命火衰微，气化失司，用真武汤、四逆汤等；肾气虚弱，宜肾气丸；慢性肾功能衰竭，浊邪壅塞三焦者，也可用大黄附子汤。

桂枝类方：慢性肾小球肾炎、肾病综合征，桂枝加黄芪汤；慢性肾功能衰竭，补脾土，用黄芪建中汤。

柴胡类方：小柴胡汤治疗尿路感染、慢性肾功能衰竭；大柴胡汤治疗尿路结石。

此外，防己黄芪汤治疗慢性肾小球肾炎；当归贝母苦参丸治疗尿路感染；当归芍药散、桃核承气汤治疗慢性肾小球肾炎瘀血内停者；吴茱萸汤、旋覆花代赭石汤、干姜黄芩黄连人参汤用于慢性肾小球肾炎，尿毒症初期头眩、呕吐等症。临床报道也较多。

近年来，经方用于肾病这一难治性疾病治疗的理法方药研究上，取得了较大的进展。

急性肾小球肾炎，多以邪实为主，一般采用宣肺消肿、清热利湿、健脾利水治标顾本，常用经方如越婢汤、麻黄连翘赤小豆汤、五苓散、防己黄芪汤等。

慢性肾小球肾炎、肾病综合征，多正虚邪实，常用经方如小柴胡汤、当归芍药散、五苓散、防己黄芪汤、真武汤、肾气丸标本兼治。此外，有报道经方牡蛎泽泻散治疗顽固水肿和蛋白尿有一定疗效。

肾功能衰竭：湿浊、瘀血、热结重属于标实者，常用吴茱萸汤、旋覆代赭汤降浊，小陷胸汤、柴胡剂、泻心剂和解，承气汤类、桃核承气汤攻下，大黄䗪虫丸、桂枝茯苓丸消瘀，猪苓汤、五苓散、防己黄芪汤、防己茯苓汤渗利；阳气虚者常用黄芪建中汤、麻黄附子细辛汤、真武汤、肾气丸、四逆汤等；近年来，临床常用承气汤类加减作为灌肠液，进行保留灌肠，对尿毒症有一定缓解作用，如果阳虚寒盛，可选用经方大黄附子汤。

糖尿病肾病：是临床常见的继发性肾脏损害性疾病，多表现为气阴两虚，或阴阳两虚，兼有瘀血、水湿。一般经方采用瓜蒌瞿麦丸、肾气丸，瘀血可用桃核承气汤，水湿宜猪苓汤。

肾病除辨证使用经方外，近年来国内学者提出“肾病六经辨证”思想，认为肾病发展多按六经传变，即太阳-阳明-少阳，太阴-少阴-厥阴，因此，以六经辨证为基础的经方在肾病治疗中，具有坚实的理论基础和广泛的应用前景。

麻黄桂枝各半汤

【组成】 麻黄一两　杏仁二十四枚　桂枝一两十六铢　芍药一两　大枣四枚　生姜、炙甘草各一两

【用法】 水煎服。

【功效】 辛温解表。

【方解】

本方即麻黄汤与桂枝汤减轻剂量的合方，为辛温发表轻剂。

【主治】

外感风寒轻证，症见发热恶寒，热多寒少，面色有热色，身必痒。

《伤寒论》(23)：太阳病，得之八九日，如疟状，发热恶寒，热多寒少，其人不呕，清便欲自可，一日二三度发。脉微缓者，为欲愈也；脉微而恶寒者，此阴阳俱虚，不可更发汗、更下、更吐也；面色反有热色者，未欲解也，以其不能得小汗出，身必痒，宜桂枝麻黄各半汤。

【名家拓展应用】

今用于急性肾小球肾炎，风水表寒证，症见感冒风寒，发热咳嗽，浮肿尿短，舌苔薄白，脉紧数。

阳旦汤

【组成】 大枣十二枚　桂枝三两　芍药三两　生姜三两　炙甘草三两　黄芩二两

按：《金匮要略·妇人产后病脉证治》有名无方，以上组成剂量引自《外台秘要》。

【用法】 水煎服。

【功效】 祛风解肌清热。

【方解】

本方即桂枝汤加黄芩，方中桂枝汤解肌，黄芩、芍药清热。

【主治】

外感风寒、少阳郁热证，症见发热往来，汗出恶风，颈项强，鼻鸣干呕，脉浮。

【名家拓展应用】

今用于淋证，症见排尿不爽，尿时酸痛，发热恶寒，头痛，关节酸痛，汗出热不退，口干不多饮，苔白腻，脉浮数。因淋证常见下焦湿热，故宜加清热利湿之品，如大血藤、败酱草、木通、车前子、滑石、知柏等。若发热重可加银花、连翘。

越婢汤、越婢加朮汤

【组成】麻黄六两　石膏半斤　生姜三两　大枣十五枚　甘草二两

加白术四两为越婢加术汤

【用法】水煎服。

【功效】宣肺，清热，利水。

【方解】

方中麻黄宣肺解表利水，石膏轻宣郁热，生姜、大枣调和营卫，甘草调和诸药。

【主治】

水气内停证，里水，症见一身面目黄肿，小便不利，脉沉。

《金匮要略》第十四（23）：风水，恶风，一身悉肿，脉浮不渴，续自汗出，无大热，越婢汤主之。

《金匮要略》第十四（5）：里水者，一身面目黄肿，其脉沉，小便不利，故令病水。假如小便自利，此亡津液，故令渴也。越婢加术汤主之。

【名家拓展应用】

今用于水肿，风邪遏肺，肺失宣降，水气内停，咳嗽，身痛，恶风，脉浮微数，或急性肾小球肾炎，恶寒发热，头面四肢皆肿。此外，本方也用于肾病综合征。

麻黄连轺赤小豆汤

【组成】麻黄二两（去节）　杏仁四十个（去皮尖）　甘草二两（炙）　连轺二两（连翘根是）　赤小豆一升　生梓白皮一升（切）　生姜二两（切）　大枣十二枚（擘）

【用法】水煎服。

【功效】清热利湿，宣肺解表。

【方解】

方中麻黄、杏仁宣肃肺气，连翘、桑白皮、赤小豆清热利湿，生姜、大枣调和营卫，甘草和中。

【主治】

外感风寒、湿热内蕴证，症见身黄。

《伤寒论》(262)：伤寒，瘀热在里，身必黄，麻黄连轺赤小豆汤主之。

【名家拓展应用】

今用于水肿，风邪外袭，肺气郁闭，蕴湿化热，阻滞下焦，症见浮肿，尿少频急，排尿隐痛，头重身寒，胸闷，咳嗽。苔薄白腻，脉浮滑。

尿血，湿热内蕴膀胱，迫血妄行，症见皮肤湿疹瘙痒，舌红，苔黄微腻，脉弦滑。

急性肾小球肾炎、慢性肾小球肾炎，湿疹之毒内陷所致者，症见疮疖，浮肿，小溲黄赤，舌苔黄腻。

本方也用于泌尿系统感染。

【名家临证要点】

祝谌予使用本方治疗以外感诱发或加重的水肿，且以头面为主，并见尿少不畅，口干咽痛，舌红苔薄白，脉浮数等为辨证要点，组方为：麻黄3~5g，连翘10g，桑白皮15g，赤小豆15g，杏仁10g，桔梗10g，白茅根30g，蝉衣10g，生姜3片，大枣5枚。其加减法包括：发热咽痛加银花15g。鱼腥草30g；恶风明显加荆芥10g，防风10g；口干思饮加生石膏30g（先下）。

麻杏石甘汤

【组成】 麻黄四两（去节）　杏仁五十个（去皮尖）　甘草二两（炙）　石膏半斤（碎、绵裹）

【用法】 水煎服。

【功效】 解表宣肺清热。

【方解】

方中麻黄、杏仁宣肃肺气，生石膏清热泻火，甘草和中。

【主治】

风寒郁热证，症见汗出而喘。

《伤寒论》（63）：发汗后，不可更行桂枝汤，汗出而喘，无大热者，可与麻黄杏仁甘草石膏汤。

【名家拓展应用】

今用于急性肾小球肾炎，症见感冒发热，浮肿，小便赤，脉浮数有力。常与越婢汤合用。

乌头桂枝汤

【组成】 乌头，桂枝汤五合。

【用法】水煎服。

【功效】散寒止痛。

【方解】

本方以乌头散寒止痛，桂枝汤调和营卫，解肌发表。

【主治】

寒凝血瘀证，症见寒疝腹中痛，逆冷，手足不仁，身疼痛。

《金匮要略》第十（19）：寒疝腹中痛，逆冷，手足不仁，若身疼痛，灸刺诸药不能治，抵当乌头桂枝汤主之。

【名家拓展应用】

今用于慢性前列腺炎，下焦寒凝，症见小腹急痛，手足冷，舌淡嫩软，脉沉迟紧。

大青龙汤

【组成】麻黄六两（去节）　桂枝二两（去皮）　杏仁四十枚（去皮尖）　石膏如鸡子大（碎）　甘草二两（炙）　生姜三两（切）　大枣十枚（擘）

【用法】水煎服。

【功效】发散风寒，清解郁热。

【方解】

方中麻黄汤解表散寒，生姜、大枣调和营卫，石膏清宣郁热。

【主治】

风寒郁热证，症见发热恶寒，身疼痛，不汗出而烦躁，脉浮紧；身不疼，但重，乍有轻时，脉浮缓，无少阴证者；溢饮。

《金匮要略》第十二（23）：病溢饮者，当发其汗，大青龙汤主之；小青龙汤亦主之。

【名家拓展应用】

今用于水肿，风邪外袭，水气内停，溢于皮肤成肿，气逆不能平卧，尿少，舌苔白薄，脉浮滑而数。

小柴胡汤

【组成】柴胡半斤　黄芩三两　半夏半升（洗）　人参三两　甘草（炙）生姜各三两（切）　大枣十二枚（擘）

【用法】水煎服。

【功效】和解少阳，调和肝胃。

【方解】

方中柴胡、黄芩清解少阳肝胆郁热，半夏、生姜和胃，人参、甘草益气健脾，生姜、大枣调和营卫。

【主治】

少阳枢机不利，表里不和证，症见往来寒热，胸胁苦满，默默不欲饮食，心烦喜呕，或胸中烦而不呕，或渴，或腹中痛，或胁下痞硬，或心下悸、小便不利，或不渴、身有微热，或咳者；热入血室，经闭，寒热；诸黄，腹痛而呕。

《伤寒论》(96)：伤寒五六日，中风，往来寒热，胸胁苦满，默默不欲饮食，心烦喜呕。或胸中烦而不呕，或渴，或腹中痛，或胁下痞硬，或心下悸、小便不利，或不渴、身有微热，或咳者，小柴胡汤主之。

【名家拓展应用】

今用于尿血，少阳郁热下注，性格急躁，尿赤灼热、味臭，舌红，脉弦。

尿路感染，症见发热，尿短、尿急、排尿不畅，尿黄，胁腹胀痛，恶心。舌苔薄黄，脉弦滑数。

本方也可用于慢性肾功能不全。戴希文认为，小柴胡汤为治疗湿热的基础方，慢性肾衰竭患者多有枢机不利，三焦失司，湿热内郁蕴浊，而以“心烦喜呕，默默不欲饮食”为主要临床特征，治疗后，可使“上焦得通，津液得下，胃气因和”。对于慢性肾衰竭，证属气阴两虚，邪壅三焦者，临床多见面色萎黄，口干口苦，胸腹满闷，恶心呕吐，五心烦热，或有耳鸣，或有少腹拘急，小便频数，大便秘结，舌质黄腻或焦褐，脉细滑数。可采用小柴胡汤合用生脉饮加减，方药：西洋参 6~10g（或太子参 20g，北沙参 20g），麦冬 12g，柴胡 10~12g，黄芩 12~15g，清半夏 6~10g，金银花 12~15g，连翘 12~15g，牡丹皮 12~20g，蒲公英 30g，茯苓 15g，车前草 30g，焦大黄 6~9g。腰膝酸软、尿灼热加知母 12g，黄柏 12g，生地黄 12~20g，白头翁 30g；恶心、呕吐明显加藿香 12g，紫苏梗 12g；心烦、下肢躁动不安加煅龙骨 30g，煅牡蛎 30g，栀子 9~12g；夜尿增多，加淫羊藿 30g，乌药 12g。

摘自：郭旸，霍保民，饶向荣．戴希文运用经方治疗慢性肾脏病经验．北京中医药，2010，(6)：416.

柴胡桂枝干姜汤

【组成】柴胡半斤　黄芩三两　栝楼根四两　桂枝三两（去皮）　干姜二两　甘草二两（炙）　牡蛎二两（熬）

【用法】水煎服。

【功效】清肝温脾，润燥软坚。

【方解】

方中柴胡、黄芩清解少阳，干姜、桂枝温阳健脾，天花粉清热润燥，牡蛎软坚化痰，甘草和中。

【主治】

肝热脾寒证，症见胸胁满微结，小便不利，渴而不呕，但头汗出，往来寒热，心烦。

《伤寒论》（147）：伤寒五六日，已发汗而复下之，胸胁满微结、小便不利、渴而不呕、但头汗出、往来寒热、心烦者，此为未解也，柴胡桂枝干姜汤主之。

【名家拓展应用】

今用于淋证，邪在少阳，饮停阳郁，症见发热、头昏疲乏、心悸、舌淡等。

慢性前列腺炎，肝热脾寒湿阻，小便不利，口苦，大便溏薄，舌淡胖，脉细。

大柴胡汤

【组成】柴胡半斤　黄芩三两　半夏半升（洗）　生姜五两（切）　大枣十二枚（擘）　枳实四枚（炙）　芍药三两

本方《金匮要略》有大黄二两。

【用法】水煎服。

【功效】和解少阳，通腑泄热。

【方解】

方中柴胡、黄芩和解少阳，半夏、生姜降逆和胃，枳实、大黄通腑泄热，生姜、大枣调和营卫。

【主治】

少阳阳明并病，症见呕不止，心下急，郁郁微烦；热结在里，复往来寒热者；心中痞硬，呕吐而下利。

《伤寒论》（103）：太阳病，过经十余日，反二三下之，后四五日，柴胡证仍在者，先与小柴胡汤。呕不止，心下急，郁郁微烦者，为未解也，与大柴胡汤，下之则愈。

【名家拓展应用】

今用于泌尿系统结石，证属少阳阳明，腰部剧烈绞痛，口苦，大便不通，舌红、苔黄厚，脉弦数实。

本方也用于急性肾衰的治疗。

四逆散

【组成】 柴胡　芍药　甘草（炙）　枳实（破，水渍，炙干）各等份

【用法】 原为散剂，今水煎服。

【功效】 解郁缓急。

【方解】

方中柴胡、芍药柔肝疏肝，枳实、白芍行气和血止痛，甘草和中缓急。

【主治】

气机不利，阳气内郁证，四逆，其人或咳，或悸，或小便不利，或腹中痛，或泄利下重者。

《伤寒论》（318）：少阴病，四逆，其人或咳或悸，或小便不利，或腹中痛，或泄利下重者，四逆散主之。

【名家拓展应用】

今用于泌尿系统结石，肝气郁滞，症见腹痛，阵发性绞痛，伴恶心欲吐，舌质红，脉弦数。

本方也可用于肾盂肾炎。

【名家临证要点】

吕仁和使用四逆散治疗多种泌尿系感染疾病，组方：醋柴胡 6~10g，赤白芍各 15~30g，枳壳、枳实各 3~10g，炙甘草 3~6g。体弱便溏用小量，体壮便干用大量。急性肾盂肾炎常加连翘、生地榆、赤茯苓、石韦各 30g，紫花地丁 15g，生大黄 10g（另包，便畅则去），加强清热解毒之功。急性期治疗不彻底形成慢性，则加狗脊 15g，续断 10g，牛膝、泽泻各 15g，猪苓、茯苓各 20g，石韦、连翘各 30g 等。

白头翁汤

【组成】白头翁二两　秦皮三两　黄柏三两　黄连三两

【用法】水煎服。

【功效】清肝泄热燥湿。

【方解】

方中白头翁、秦皮清肝泄热止痢，黄连、黄柏清热燥湿。

【主治】

肝热证，症见热利下重；下利，欲饮水。

《伤寒论》（371）：热利下重者，白头翁汤主之。

【名家拓展应用】

今用于热淋，症见小便坠胀抽痛，小便不利，脉弦。姚荷生认为，肝风挟热而病势下迫者，既可以下迫大肠而并发后阴之热利，也可下迫膀胱而并发前阴之热淋，故用白头翁汤。

桂枝加黄芪汤

【组成】黄芪二两　甘草二两　桂枝三两　芍药三两　生姜三两　大枣十二枚

【用法】 水煎服。

【功效】 益气建中。

【方解】

方中黄芪益气固表，桂枝、白芍温阳益阴、活络缓急，甘草和中，生姜、大枣调和营卫。

【主治】

气虚营卫不和证，症见发黄、汗出，腰髋弛痛，身疼重，烦躁。

《金匮要略》第十四（29）：黄汗之病，两胫自冷；假令发热，此属历节。食已汗出，又身尝暮盗汗出者，此劳气也。若汗出已反发热者，久久其身必甲错；发热不止者，必生恶疮。若身重，汗出已辄轻者，久久必身瞤，瞤即胸中痛，又从腰以上汗出，下无汗，腰髋弛痛，如有物在皮中状，剧者不能食，身疼重，烦躁，小便不利，此为黄汗，桂枝加黄芪汤主之。

【名家拓展应用】

今用于慢性肾小球肾炎、肾病综合征，气虚血瘀，症见浮肿，肌肤紫暗，女性伴经闭，形体消瘦，舌质暗红点，脉象细涩或细弱。常配伍活血化瘀药。

黄芪建中汤

【组成】 桂枝三两（去皮） 芍药六两 大枣十二枚（擘） 甘草二两（炙） 生姜三两（切） 黄芪一两半 胶饴一升

【用法】 水煎服。

【功效】 益气建中。

【方解】

方中饴糖甘温补中，黄芪益气固表，桂枝、白芍温阳益阴、活络缓急，甘草和中，生姜、大枣调和营卫。

【主治】

中虚营卫气血不足证，虚劳里急，诸不足。

《金匮要略》第六（14）：虚劳里急，诸不足，黄芪建中汤主之。

【名家拓展应用】

今用于慢性肾功能不全、尿毒症，气虚不足，营卫不和，症见面色憔悴，形瘦，畏寒，神疲，纳差，舌质淡，脉虚数无力。

当归芍药散

【组成】 当归三两 芍药一斤 川芎半斤（一作三两） 茯苓四两 白术四两 泽泻半斤

【用法】 水煎服。

【功效】 养血活血，健脾利湿。

【方解】

方中当归、白芍、川芎养血活血，白术健脾燥湿，茯苓、泽泻利水渗湿。

【主治】

肝脾不和证，症见腹中诸疾痛。

《金匮要略》第二十二（17）：妇人腹中诸疾痛，当归芍药散主之。

【名家拓展应用】

今用于慢性肾小球肾炎，血虚血瘀水停，证见浮肿，神疲，脉沉细。

此外本方尚可用于慢性前列腺炎、中医淋证的治疗，症见腹痛、小便不利者。

瓜蒌薤白半夏汤

【组成】 半夏半斤　瓜蒌实一枚　薤白三两　白酒一斗

【用法】 水煎服。

【功效】 化痰通阳。

【方解】

方中瓜蒌、半夏化痰散结，薤白、白酒通阳散寒。

【主治】

痰浊阻滞胸阳证，症见胸痹不得卧，心痛彻背。

《金匮要略》第九（4）：胸痹不得卧，心痛彻背者，瓜蒌薤白半夏汤主之。

【名家拓展应用】

今用于癃闭，湿痰凝滞，小便点滴俱无，气喘咳逆，饱恶，大便不畅，苔黄腻。

温经汤

【组成】 桂枝二两　吴茱萸三两　生姜二两　当归二两　川芎二两　芍药二两　阿胶二两　牡丹皮二两（去心）　人参二两　麦冬一升（去心）　甘草二两　半夏半斤

【用法】 水煎服。

【功效】 温经活血，养血和胃。

【方解】

方中桂枝、吴茱萸温经散寒，当归、川芎、芍药、丹皮、阿胶养血活血，人参、甘草健脾益气，麦冬养阴润燥，半夏降逆和胃。

【主治】

下焦虚寒血瘀证，症见少腹里急，腹满，下利，暮即发热，手掌烦热，唇口干燥；妇人少腹寒，久不受胎；崩中去血，或月水来过多，及至期不来。

《金匮要略》第二十二（9）：妇人年五十所，病下利，数十日不止，暮即发热，少腹里急，腹满，手掌烦热，唇口干燥，何也？师曰：此病属带下。何以故？曾经半产，瘀血在少腹不去。何以知之？其证唇口干燥，故知之。当以温经汤主之。

【名家拓展应用】

今用于前列腺炎，下焦虚寒，瘀血阻滞，症见会阴部隐痛，痛引少腹，腰酸重，舌淡苔白，脉沉而细。

大黄牡丹汤

【组成】大黄四两　芒硝三合　牡丹一两　桃仁五十个　瓜子半升

【用法】水煎服。

【功效】活血泄热，祛湿排脓。

【方解】

方中大黄通腑泄热活血，芒硝软坚散结泄热，桃仁、丹皮活血化瘀，冬瓜子利湿。

【主治】

下焦瘀热证，症见肠痈，少腹肿痞，按之即痛，如淋。

《金匮要略》第十八（4）：肠痈者，少腹肿痞，按之即痛如淋，小便自调，时时发热，自汗出，复恶寒，其脉迟紧者，脓未成，可下之，当有血；脉洪数者，脓已成，不可下也。大黄牡丹汤主之。

【名家拓展应用】

今用于前列腺炎，下焦瘀热阻滞，症见少腹及会阴隐痛，小便不利。门纯德在此基础上加金银花、蒲公英、败酱草，治疗多种泌尿系感染性疾患有效。

桃核承气汤

【组成】桃仁五十个（去皮尖）　大黄四两　芒硝二两　桂枝二两（去皮）甘草二两（炙）

【用法】水煎服。

【功效】泄热逐瘀。

【方解】

方中大黄、芒硝通腑泄热，大黄、桃仁活血逐瘀，桂枝、甘草辛甘通阳。

【主治】

下焦瘀热证，少腹急结，如狂。

《伤寒论》(106)：太阳病不解，热结膀胱，其人如狂，血自下，下者愈。其外不解者，尚未可攻，当先解其外。外解已，但少腹急结者，乃可攻之，宜桃核承气汤。

【名家拓展应用】

今用于癃闭，热结于肠腑，膀胱气机阻塞，症见下腹胀痛拒按，舌质红，苔黄厚干，脉有力。

前列腺肥大，湿热阻滞，瘀血凝结，膀胱不利，腑气不通。溲解不畅，少腹拘急，便秘，苔黄腻。

慢性肾小球肾炎，热结下焦，尿血。

【名家临证要点】

本方治疗癃闭，吴灼燊合用葱水热熏以外助其力，内外结合，其病可豁然而解。蓄血本当小便自利，癃闭蓄血证为何小便不利？张士卿认为，瘀结在里，气血阻滞，妨碍膀胱气化，则蓄血证与蓄水证可同时并见，此癃闭蓄血证形成的主要原因。

桂枝茯苓丸

【组成】桂枝　茯苓　芍药　牡丹（去心）　桃仁（去皮尖，熬）各等份

【用法】原为丸剂，今水煎服。

【功效】活血化瘀。

【方解】

方中桃仁、芍药、丹皮活血化瘀，桂枝温通经脉，茯苓利湿。

【主治】

瘀血痹阻证，癥病，漏下不止。

《金匮要略》第二十（2）：妇人宿有癥病，经断未及三月，而得漏下不止，胎动在脐上者，为癥痼害。妊娠六月动者，前三月经水利时，胎也。下血者，后断三月衃也。所以血不止者，其癥不去故也，当下其癥，桂枝茯苓丸主之。

【名家拓展应用】

今用于前列腺增生，瘀血阻络，舌淡暗，脉细涩。

【名家临证要点】

桂枝茯苓原用丸剂，今常改用汤剂，但临床报道，按原丸剂，治疗多囊肾等慢性疾患，效比汤剂为优。

摘自：季明昌，杜洪桥．经方桂枝茯苓丸治多囊肾与输卵管积水．浙江中医杂志，1994，（1）：33.

葶苈大枣泻肺汤

【组成】 葶苈子（熬令黄色，捣丸如弹子大）　大枣十二枚

【用法】 水煎服。

【功效】 泻肺逐水。

【方解】

方中葶苈子泻肺逐水，大枣甘缓养血和中。

【主治】

痰饮阻肺，肺气不利证，肺痈，胸满胀，一身面目浮肿，鼻塞清涕出，不闻香臭，咳逆上气，喘鸣迫塞；支饮不得息。

《金匮要略》第七（15）：肺痈胸满胀，一身面目浮肿，鼻塞清涕出，不闻香臭酸辛，咳逆上气，喘鸣迫塞，葶苈大枣泻肺汤主之。

《金匮要略》第十二（27）：支饮不得息，葶苈大枣泻肺汤主之。

【名家拓展应用】

今用于水肿，水气壅滞，喘肿，小便不利，大便难，舌苔滑，寸脉弦，两尺沉滑有力。

十枣汤

【组成】 芫花（熬）　甘遂　大戟各等份　大枣十枚

【用法】 芫花、甘遂、大戟为散，大枣煎汤，调服。

【功效】 攻逐水饮。

【方解】

方中大戟、芫花、甘遂泻下逐水，大枣甘缓扶正。

【主治】

水饮内停胸胁证，心下痞硬满，引胁下痛；悬饮、支饮，咳、烦、胸中痛。

《伤寒论》（152）：太阳中风，下利、呕逆，表解者，乃可攻之。其人漐漐汗出，发作有时，头痛、心下痞硬满、引胁下痛、干呕、短气、汗出不恶寒者，此表解里未和也，十枣汤主之。

《金匮要略》第十二（22）：病悬饮者，十枣汤主之。

《金匮要略》第十二（33）：夫有支饮家，咳烦，胸中痛者，不卒死，至一百日或一岁，宜十枣汤。

【名家拓展应用】

今用于水肿，水气内结，症见胸高气粗，腹胀身肿，尿少，大便秘结，小溲涩闭，脉沉有力，形气较实者。

己椒苈黄丸

【组成】 防己　椒目　葶苈子（熬）　大黄各一两

【用法】 原为丸剂，今水煎服。

【功效】 泄热逐水。

【方解】

方中大黄泄热通腑，防己、葶苈子利水，椒目化气利水。

【主治】

水热结滞证，肠间有水气，腹满，口舌干燥。

《金匮要略》第十二（29）：腹满，口舌干燥，此肠间有水气，己椒苈黄丸主之。

【名家拓展应用】

今用于水肿，水热内结，小便灼热，大便干结，舌红，苔薄，脉沉细。

肾病综合征，症见便干，腹胀，水肿明显者。

牡蛎泽泻散

【组成】 牡蛎　栝楼根　葶苈子　泽泻　商陆　蜀漆　海藻各等份

【用法】 为散，白饮和服。今亦用水煎服。

【功效】 利水化痰，软坚润燥。

【方解】

方中葶苈子、泽泻、商陆、蜀漆逐水利湿化痰，海藻、牡蛎软坚利水，天花粉润燥化痰。

【主治】

水湿下注证，腰以下有水气。

《伤寒论》（395）：大病瘥后，从腰以下有水气者，牡蛎泽泻散主之。

【名家拓展应用】

今用于水肿，下肢肿，小便不畅，大便干，舌苔滑腻，脉象沉伏有力，屡治不效者。

防己茯苓汤

【组成】 防己三两　茯苓六两　黄芪三两　桂枝三两　甘草二两

【用法】 水煎服。

【功效】益气通阳，利水渗湿。

【方解】

方中黄芪、桂枝、甘草益气通阳，防己、茯苓利水渗湿。

【主治】

气虚水停证，皮水，四肢肿，水气在皮肤中，四肢聂聂动者。

《金匮要略》第十四（24）：皮水为病，四肢肿，水气在皮肤中，四肢聂聂动者，防己茯苓汤主之。

【名家拓展应用】

今用于水肿，气虚水停，症见面目四肢皆肿，大便溏泻，小溲短涩，舌质淡，苔薄白，脉弦缓无力。

防己黄芪汤

【组成】防己一两　白术七钱半（《金匮要略》白术三分）　黄芪一两一分（去芦）　甘草半两（炒）

【用法】水煎服。

【功效】益气健脾利水。

【方解】

方中黄芪、白术、甘草益气健脾，防己利水渗湿。

【主治】

风湿、风水气虚证，身重、汗出恶风、脉浮。

《金匮要略》第十四（22）：风水，脉浮身重，汗出恶风者，防己黄芪汤主之。腹痛加芍药。

【名家拓展应用】

今用于水肿，下肢浮肿，汗出恶风，舌质淡白，有齿痕，脉浮虚。

慢性肾小球肾炎、肾病综合征，脾肾两虚，水湿内停，症见浮肿明显，疲乏无力，形体弱，易感冒，舌淡胖，苔白，有齿痕，脉虚弱迟。

【名家临证要点】

岳美中充分肯定了益气利水的防己黄芪汤对慢性肾小球肾炎，特别是水肿、蛋白尿较重者的疗效，并指出使用黄芪不应少于30g，且应坚持用药半年以上，阳虚可加附子。

吴茱萸汤

【组成】 吴茱萸一升（洗） 生姜六两（切） 人参三两 大枣十二枚（擘）

【用法】 水煎服。

【功效】 散寒益气，降逆和中。

【方解】

方中吴茱萸温肝散寒降逆，生姜温中和胃，人参益气健脾，大枣和中。

【主治】

中焦虚寒证，食谷欲呕；干呕，吐涎沫，头痛；呕而胸满。

《伤寒论》（243）：食谷欲呕，属阳明也，吴茱萸汤主之。得汤反剧者，属上焦也。

《金匮要略》第十七（9）：干呕吐涎沫，头痛者，吴茱萸汤主之。

【名家拓展应用】

今用于慢性肾功能衰竭、尿毒症，浊阴上逆，症见头痛吐涎沫，心下逆满，小便短少，浮肿，脉象沉细。

旋覆代赭汤

【组成】 旋覆花三两 代赭石一两 半夏半升（洗） 生姜五两 人参二两

甘草三两（炙）　大枣十二枚（擘）

【用法】水煎服。

【功效】降逆和胃益气。

【方解】

方中旋覆花、代赭石、半夏、生姜降逆和胃，人参、大枣、甘草和中益气。

【主治】

痰气内阻证，心下痞硬，噫气不除。

《伤寒论》（161）：伤寒发汗，若吐，若下，解后，心下痞硬，噫气不除者，旋覆代赭汤主之。

【名家拓展应用】

今用于慢性肾功能衰竭、尿毒症，浊阴上逆，胃气将绝，症见尿少腹胀，喘促倚息，呃逆不止，脉细弱而数。

苓桂术甘汤

【组成】桂枝三两（去皮）　甘草二两（炙）　茯苓四两　白术二两

【用法】水煎服。

【功效】健脾通阳化饮。

【方解】

方中白术、茯苓健脾利湿，桂枝、甘草温通阳气。

【主治】

脾虚水停证，心下逆满，气上冲胸，起则头眩；心下有痰饮，胸胁支满，目眩；短气有微饮。

《伤寒论》（67）：伤寒若吐若下后，心下逆满，气上冲胸，起则头眩，脉沉紧，发汗则动经，身为振振摇者，茯苓桂枝白术甘草汤主之。

《金匮要略》第十二（16）：心下有痰饮，胸胁支满，目眩，苓桂术甘汤主之。

【名家拓展应用】

今用于慢性肾小球肾炎，肺脾不足，水饮内停，症见浮肿，尿少，苔薄白，脉浮缓。

此外，今有报道用本方合用旋覆代赭石汤、桂枝类方治疗慢性肾衰有较好疗效。

【名家临证要点】

叶秉仁治慢性肾小球肾炎感受风寒，水肿加重或复发者，以本方为基础创苓桂浮萍汤（茯苓、桂枝、浮萍、杏仁、泽泻、甘草），寒重而血压正常者，加麻黄、荆芥、细辛。

五苓散

【组成】 猪苓十八铢（去皮） 泽泻一两六铢 茯苓十八铢 白术十八铢 桂枝半两（去皮）

【用法】 水煎服。

【功效】 利湿渗湿，健脾通阳。

【方解】

方中白术健脾祛湿，茯苓、猪苓、泽泻利水，桂枝温通阳气。

【主治】

水湿内停证，症见小便不利，微热消渴，脉浮；烦渴，脉浮数；渴欲饮水，水入则吐；渴而口燥烦，小便不利；脐下有悸，吐涎沫，巅眩。

《伤寒论》(71)：若脉浮，小便不利，微热，消渴者，五苓散主之。

《伤寒论》(74)：中风发热，六七日不解而烦，有表里证，渴欲饮水，水入则吐者，名曰水逆，五苓散主之。

【名家拓展应用】

今用于水肿、淋证，膀胱气化不展，症见浮肿，小便不利，舌苔白腻，脉沉滑。

尿频，膀胱蓄水，气化不利，症见小便淋沥不畅，乏力，畏寒，苔白腻，脉滑。

尿路感染，气化失职，症见尿频、尿急、尿痛，纳食欠佳，舌苔白厚，脉沉滑数。常需配合清热利湿通淋之品。

急、慢性肾小球肾炎、肾病综合征、慢性肾功能衰竭，膀胱气化不利，水湿内停而致，症见浮肿尿少，心悸，神疲乏力，面色苍白，舌淡，根部苔腻，脉濡滑者。

【名家临证要点】

治疗尿频，祝谌予临床常加萆薢配补骨脂，一利一涩；菖蒲配乌药，一上一下；车前草配墨旱莲，一清一补，与五苓散共奏温运阳气、化浊分清之效。

该方传统剂型为散剂，现代一般用汤剂。聂惠民认为，本方不宜煎煮过浓，以免减弱渗利之性，可供参考。此外，水湿滞结较重者，可合平胃散。

麻黄附子甘草汤（麻黄附子汤）

【组成】 麻黄二两（去节）　甘草二两（炙）　附子一枚（炮，去皮，破八片）

按：《金匮要略》麻黄三两。

【用法】 水煎服。

【功效】 温经散寒缓剂。

【方解】

方中麻黄散寒宣肺利水，附子温里助阳，甘草益气缓急。

【主治】

阳虚水饮不化证，水病，脉沉小。

《金匮要略》第十四（26）：水之为病，其脉沉小，属少阴；浮者为风，无水虚胀者为气。水，发其汗即已，脉沉者，宜麻黄附子汤。

【名家拓展应用】

今用于水肿，通身浮肿，小便不利，怯寒，口淡不思饮食，脉沉弱。

尿路感染，病久或过用寒凉伤及阳气，阴寒内生，症见小便不利，怯寒，神疲肢倦，不思饮食，脉迟。

麻黄附子细辛汤

【组成】麻黄二两（去节） 细辛二两 附子一枚（炮，去皮，破八片）

【用法】水煎服。

【功效】温经散寒轻剂。

【方解】

方中麻黄、细辛温散寒邪，附子温里助阳。

【主治】

太少两感，发热、脉沉。

《伤寒论》(301)：少阴病始得之，反发热，脉沉者，麻黄细辛附子汤主之。

【名家拓展应用】

今用于水肿，阳虚寒凝，症见浮肿，少腹寒冷，四肢不温，尿少泡沫多，食欲不振，形寒。舌质暗淡，脉象沉细。

本方也可用于急性肾小球肾炎。

【名家临证要点】

本方加知母、肉桂即消水圣愈汤（附片 6g，肉桂 3g，细辛 3g，麻黄

4.5g，知母9g，甘草3g，生姜9g，大枣3枚），常用于阴水。

米伯让认为常用麻黄、附子。一般急性肾小球肾炎，麻黄为君药，用量在14~28g，小儿亦用至17.5g，并以生石膏监制；慢性肾小球肾炎中，以附子为君，用量在28~70g。

桂枝去芍药加麻辛附子汤

【组成】 桂枝三两 麻黄二两 细辛二两 附子一枚（炮） 生姜三两 甘草二两 大枣十二枚

【用法】 水煎服。

【功效】 散寒通阳重剂。

【方解】

方中用麻黄附子细辛汤温里散寒，桂枝、生姜、甘草温通阳气，大枣和营。

【主治】

阳虚不化、水饮内阻证，证见心下坚，大如盘，边如旋杯，水饮所作。

《金匮要略》第十四（31）：气分，心下坚大如盘，边如旋杯，水饮所作。桂枝去芍药加麻黄细辛附子汤主之。

【名家拓展应用】

今用于癃闭，阳气虚尿闭。小腹坠胀，尿量少，排尿无疼痛之感，面色少华，精神疲惫，食欲不振。舌淡苔白，脉沉而弱。此方治疗胎前产后癃闭甚验。

妇人胎前产后癃闭，均由膀胱受胎气所压，气化无力而致，治当温阳化气、益气举胎，膀胱气化复常，则溺自出。使用时白芍不宜去，且需要重用，与甘草合用以缓急。

真武汤

【组成】茯苓三两　白术二两　生姜三两（切）　芍药三两　附子一枚（炮，去皮，破八片）

【用法】水煎服。

【功效】温阳散寒，健脾缓急。

【方解】

方中附子温里助阳，白术、茯苓健脾利湿，生姜和胃利水，白芍敛阴缓急。

【主治】

脾肾阳虚，水饮内停证，心下悸，头眩，身瞤动，振振欲僻地；腹痛，小便不利，四肢沉重疼痛，下利，或咳，或小便利，或下利，或呕。

《伤寒论》（316）：少阴病，二三日不已，至四五日，腹痛，小便不利，四肢沉重疼痛，自下利者，此为有水气，其人或咳，或小便利，或下利，或呕者，真武汤主之。

【名家拓展应用】

今用于水肿，寒湿阴水，症见畏寒蜷伏，呼吸短促，溲短便溏，舌淡苔滑，脉象迟微。

泌尿系统结石，肾阳虚，气不化水，小便涓滴不利，腰肾时痛，舌质淡白，苔薄滑润，两脉细弱。

慢性肾小球肾炎、慢性肾功能衰竭，一身浮肿，尿少，面色无华，精神疲惫，舌淡，脉弱。

慢性前列腺炎，小便点滴不通，形寒，舌质胖淡，边有齿印，苔白润滑，脉弦而弱。

除上述疾病外，本方尚可以治疗糖尿病肾病以水肿为主要表现者，证候特征属于脾肾阳虚所致。彭万年常用加味真武汤主治（熟附子、茯苓、白术、泽泻、生姜、白芍、猪苓、玉米须等）。此外，糖尿病肾病常见血瘀阻络，可加丹参以活血祛瘀，大黄通腑泻浊、活血化瘀。

摘自：周英，蓝柳贵，封翠芸，等．彭万年教授治疗糖尿病肾病经验介绍．新中医，2007，(1)：70.

白通汤、四逆汤

【组成】 白通汤：葱白四茎　干姜一两　附子一枚（生用，去皮，破八片）

四逆汤：甘草二两（炙）　干姜一两半　附子一枚（生用，去皮，破八片）

【用法】 水煎服。

【功效】 温里散寒通阳。

【方解】

方中附子、干姜温里散寒，四逆汤用甘草甘缓解毒，白通汤用葱白交通阴阳。

【主治】

阳虚寒凝证，吐利，汗出，身有微热，恶寒，内拘急，四肢疼，下利厥逆而恶寒，脉沉弱，脉微欲绝。

《伤寒论》(315)：少阴病，下利，脉微者，与白通汤。

《伤寒论》(388)：吐利汗出，发热恶寒，四肢拘急，手足厥冷者，四逆汤主之。

【名家拓展应用】

今用于水肿，命火衰微，寒水泛溢，面萎黄虚浮，肿胀下肢尤甚，舌胖嫩质淡，尺虚微。

慢性肾小球肾炎，水肿，形寒肢冷，舌质淡，脉沉细。

【名家临证要点】

吕仲安采用四逆类方剂治疗。其用方要点是：脉沉细，舌质淡，苔薄白，全身水肿，形寒肢冷，烦躁少眠。此时，大剂干姜、附子可达温阳化气利水之功。临床运用时可合五苓散、苓桂术甘汤。

大黄附子汤

【组成】 大黄三两　附子三枚（炮）　细辛二两

【用法】 水煎服。

【功效】 温下。

【方解】

方中附子、细辛温散寒凝，大黄泻下通腑。

【主治】

寒结证，症见胁下偏痛，发热，脉紧弦。

《金匮要略》第十（15）：胁下偏痛，发热，其脉紧弦，此寒也，以温药下之，宜大黄附子汤。

【名家拓展应用】

今用于慢性肾功能衰竭、尿毒症，浊气上逆，症见恶心呕吐，小便不利，倦怠乏力，舌质胖淡，脉濡细无力。

猪苓汤

【组成】 猪苓　茯苓　泽泻　阿胶　滑石（碎）各一两

【用法】 水煎服。

【功效】 滋阴清热利水。

【方解】

方中猪苓、泽泻、茯苓利水渗湿，滑石清热利水，阿胶养血滋阴。

【主治】

湿热伤阴证，症见发热，渴欲饮水，小便不利，脉浮；咳而呕渴，心烦不得眠。

《伤寒论》（223）：若脉浮，发热，渴欲饮水，小便不利者，猪苓汤主之。

【名家拓展应用】

今用于水肿、尿血，湿热蓄结伤阴，症见浮肿，烦躁多梦，小便短黄，舌质红，苔少或薄黄微腻，脉细滑或细数。

尿路感染、急性肾小球肾炎、肾病综合征、泌尿系统结石，下焦湿热伤阴，症见尿血、尿痛、水肿，舌红，苔薄黄，脉细数。

前列腺肥大，小便不通，口干，大便秘结，舌质红，舌根部苔黄，脉细数。

【名家临证要点】

岳美中认为，本方为治下焦蓄热之专剂。方中茯苓、猪苓、泽泻利湿，滑石降火，阿胶甘平滑润，又能止血，能疏泄湿浊之气而不留其瘀滞，亦能滋润其真阴而不滤其枯燥。本方治疗劳淋有效，可在猪苓汤的基础上加地黄、黄芪、枸杞、车前子、牛膝、菊花、陈皮，以补肾益气，健脾利水。本方与五苓散同为利水之剂，一则用白术、肉桂暖肾以行水，一则用滑石、阿胶以滋阴利水，功效迥异。

当归贝母苦参丸

【组成】 当归　贝母　苦参各四两

【用法】原作丸剂，今水煎服。

【功效】活血清热利湿。

【方解】

方中苦参清热利湿，贝母清肺泄热，当归养血活血。

【主治】

湿热阻滞证，症见小便难，饮食如故。

《金匮要略》第二十（7）：妊娠小便难，饮食如故，归母苦参丸主之。

【名家拓展应用】

今用于淋证，肺气不宣，下焦湿热瘀滞，症见微咳，大便干，小便不利而疼，脉细滑。

尿路感染，血虚挟湿热下注，症见尿急，尿频，小便时尿道灼热涩痛，微咳，大便偏干，小便黄，舌红，苔黄腻，脉滑细或濡数。

此外，本方尚可用于前列腺增生。

【名家临证要点】

刘渡舟认为本方对妇人小便不利，色黄、尿道灼热，大便秘结，体虚者有效。结合诸名老中医经验，本方用于体质较弱、下焦湿热者较为适合。

瓜蒌瞿麦丸

【组成】栝楼根二两　茯苓三两　瞿麦一两　附子一枚（炮）　山药三两

【用法】水煎服。

【功效】温阳，利水，润燥。

【方解】

方中附子、山药温阳健脾，茯苓、瞿麦利水渗湿，天花粉清热润燥。

【主治】

阳虚燥热证，症见小便不利，腹中寒，渴。

《金匮要略》第十三（10）：小便不利者，有水气，其人若渴，用瓜蒌瞿麦丸主之。

【名家拓展应用】

今用于淋证，尿急，尿痛，腰冷，口干而喜热饮，脉沉缓。

癃闭，小腹胀急，小便不利，口干不欲多饮，身体虚弱，手足心发热，舌胖有齿印，舌苔薄白，脉细微数。

【名家临证要点】

本方的辨证要点是腰冷、口渴，证由肾气不化，津液不能上乘，上焦燥热所致，故附子、天花粉相反相成，温阳润燥。

今人提出以本方治疗糖尿病肾病，糖尿病肾病是糖尿病晚期并发症。常常是下焦阳虚与上焦有热并存。表现水肿，口渴多饮等上燥下寒，其中阳虚寒湿格拒其君相之火，上灼肺金，是上燥的基本原因。瓜蒌瞿麦丸治疗糖尿病肾病，既能温阳化气、利水消肿，又能滋阴清热，缓解消渴症状。

摘自：杨玉兰．糖尿病肾病与经方瓜蒌瞿麦丸．河南中医，2007，(4)：11-12.

黄连阿胶汤

【组成】 黄连四两　黄芩二两　芍药二两　鸡子黄二枚　阿胶三两（一云：三挺）

【用法】 水煎服。

【功效】 滋阴清热。

【方解】

方中黄连、黄芩清热泻火，芍药养阴平肝，阿胶、鸡子黄滋阴养血。

【主治】

阴虚火旺证，心中烦，不得卧。

《伤寒论》（303）：少阴病，得之二三日以上，心中烦，不得眠，黄连阿胶汤主之。

【名家拓展应用】

今用于慢性肾小球肾炎，肾水不足，心火上炎，症见心烦不寐，口干，五心烦热，腰痛，小便黄，舌红绛，苔薄黄，脉细数薄急。

肾气丸

【组成】 干地黄八两　山药四两　山茱萸四两　泽泻三两　茯苓三两　牡丹皮三两　桂枝一两　附子一两（炮）

【用法】 原作丸服，今也可水煎服。

【功效】 滋阴化气，补肾利水。

【方解】

方中地黄滋阴，附子、肉桂温阳化气，山药、山茱萸固涩敛精，泽泻、茯苓利水渗湿，丹皮活血凉血。

【主治】

肾阴阳俱虚证，虚劳腰痛，少腹拘急，小便不利；转胞，不得溺；男子消渴，小便反多，以饮一斗，小便一斗。

《金匮要略》第六（15）：虚劳腰痛，少腹拘急，小便不利者，八味肾气丸主之。

《金匮要略》第十三（3）：男子消渴，小便反多，以饮一斗，小便一斗，肾气丸主之。

《金匮要略》第二十二（19）：问曰：妇人病，饮食如故，烦热不得卧而反倚息者，何也？师曰：此名转胞，不得溺也，以胞系了戾，故致此病，但利小便则愈，宜肾气丸主之。

【名家拓展应用】

今用于淋证，尿频色清，腹胀里急，苔薄舌淡，脉濡。

小便不禁，尿频量多，夜尿多，面色皖白，舌质红，脉细数。

癃闭，腰膝酸软，舌淡，脉沉细弱，肾阳不足，气化不利者。

尿路感染、泌尿系统结石，脾肾气阳亏虚，膀胱气化无权，症见小便涩痛不畅，大便稀，面色皖白，畏寒肢冷，腰酸痛，苔薄白，质淡，脉细。服清热利水中药不效者。

肾病综合征、慢性肾功能衰竭，浮肿，膝胫下按之如泥，手足不温，舌淡红，脉细滑，关、尺沉无力。

前列腺增生，小便不畅，尿色清，无尿路刺激症状，下腹部不痛，腰腿酸软。

【名家临证要点】

时振声强调肾气虚弱为本病之主因，至于水、湿、痰、瘀则为本病之辅因，临床以本方为基础，创肾气汤加减方，药物组成：生地、泽泻各15g，山药、山茱萸各12g，丹皮、茯苓、牛膝、车前子（包）、附片各10g，益母草、白茅根、白花蛇舌草各30g，桂枝6g。水煎两遍，取0.4L，日分2~3次服，头煎煎40分钟以上以解附子之毒性。张琪认为对肾气不足，固摄失司，精微外泄，并见腰酸乏力，头晕耳鸣，遗精滑泄，蛋白尿，舌质淡红、胖大，脉沉或无力者，宜用金匮肾气丸加菟丝子、枸杞子、桑螵蛸、金樱子。

摘自：王少华，赵德喜，孙元莹．张琪治疗原发性肾病综合征的经验．山西中医，2000，（5）：6.